böhlau

Andrea Praschinger · Eva Maria Mannsberger · Manfred Skopec

Medizinische Einrichtungen auf Ansichtspostkarten

Der Dreiklang von Kur – Wasser – Literatur

BÖHLAU

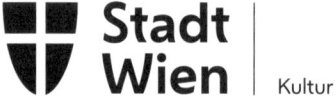

Veröffentlicht mit freundlicher Unterstützung durch:
Stadt Wien Kultur
Land Niederösterreich

Bibliografische Information der Deutschen Nationalbibliothek:
Die Deutsche Nationalbibliothek verzeichnet diese Publikation
in der Deutschen Nationalbibliografie; detaillierte bibliografische Daten
sind im Internet über http://dnb.d-nb.de abrufbar.

© 2024 Böhlau, Zeltgasse 1, A-1080 Wien, ein Imprint der Brill-Gruppe
(Koninklijke Brill NV, Leiden, Niederlande; Brill USA Inc., Boston MA, USA;
Brill Asia Pte Ltd, Singapore; Brill Deutschland GmbH, Paderborn, Deutschland;
Brill Österreich GmbH, Wien, Österreich)
Koninklijke Brill NV umfasst die Imprints Brill, Brill Nijhoff, Brill Hotei, Brill Schöningh,
Brill Fink, Brill mentis, Vandenhoeck & Ruprecht, Böhlau, V&R unipress und Wageningen
Academic.

Alle Rechte vorbehalten. Das Werk und seine Teile sind urheberrechtlich geschützt.
Jede Verwertung in anderen als den gesetzlich zugelassenen Fallen bedarf der vorherigen
schriftlichen Einwilligung des Verlages.

Umschlagabbildung: Höhenkurort Semmering; © P. Ledermann, 1011 Wien

Korrektorat: Rainer Landvogt, Hanau
Einbandgestaltung: Michael Haderer, Wien
Satz: Michael Rauscher, Wien
Druck und Bindung: General Nyomda, Szeged
Gedruckt auf chlor- und säurefrei gebleichtem Papier
Printed in the EU

Vandenhoeck & Ruprecht Verlage | www.vandenhoeck-ruprecht-verlage.com

ISBN 978-3-205-21898-2

Inhalt

Vorwort 7

Danksagung 9

Die Geschichte der Postkarte 11
Eine Erfolgsgeschichte namens Correspondenzkarte 11 | Da geht die Post ab 15 | »Die Postkarte ist ein Kind unserer Zeit« 20 | Sag' es mit der Karte 24 | Die Ansichtspostkarte als wissenschaftliche Quelle 29 | Begriffe/Definitionen 30

Zum vorliegenden Bestand 33
Die Sammlung 33 | Der geschriebene Inhalt – Überblick 34 | Der geschriebene Inhalt – Detailbetrachtung 36 | Die Karten an sich 37 | Quellenkritik 38

Wasser 41
Das Wasser 41 | Schwimmen, Waschen, Baden – Wasserscheue? 45 | Therapie mit Wasser – äußerlich 51 | Therapie mit Wasser – innerlich 56 | Wasser in Sprache und Kunst 60

Heilverfahren 65
Die Kur 65 | Der Kurort 67 | Die Badefahrt 71 | Wer reist wie lange ins Bad? 74 | Abgestempelt – Wassergeist und Schabernack? 77

Die stationäre Versorgung 85
Kaltwasserheilanstalten/Wasserkuranstalten 85 | Eingeschrieben: Marie von Colomb 90 | Lungenheilstätten 91

Wasser – Post 97

Abbildungen 99

Anmerkungen 107

Verzeichnis der Institutionen 127

Abkürzungsverzeichnis 131

Literaturverzeichnis 133

Die Postkarten 151
Kaltwasserheilanstalt Hartenstein, Albrechtsberg 152 | Heilanstalt Alland 152 | Erholungsheim Schloss Atzenbrugg 153 | Allgemeines Krankenhaus Bad Ischl 153 | Moor- u. Kneipp-Anstalt Bad Leonfelden 154 | Krankenhaus Berg 154 | Krankenhaus und Genesungsheim der Barmherzigen Brüder, Eggenberg 155 | Heilstätte Enzenbach 155 | Erholungsheim Freiland 156 | Sanatorium Austria, Frohnleiten 156 | Institut Zeileis, Gallspach 157 | Heilstätte Hörgas, Gratwein 158 | Sanatorium der Kreuzschwestern, Graz 158 | Krankenhaus und Bezirksaltersheim Grieskirchen 159 | Dr. Schedelbauers Sanatorium, Hall in Tirol 159 | Heilstätte vom österreichischen Roten Kreuz, Grimmenstein 160 | Sanatorium Dr. Lemperg, Hatzendorf 161 | Heilanstalt Hochzirl 162 | Erholungsheim Judendorf-Strassengel 162 | Landesspital Kittsee 163 | Landeskrankenhaus Klagenfurt 163 | Heil- und Pflegeanstalt Mauer-Öhling 164 | Erholungsheim der Franziskanerinnen Mayerling 164 | Sanatorium Perchtoldsdorf 165 | Unfallkrankenhaus Salzburg 165 | Kindererholungsheim Seebenstein 166 | Heeres-Kurlazarett, Semmering 166 | Heilanstalt Sulz-Stangau 167 | »Auhof« in Türnitz 167 | Rekonvaleszentenheim Unter-Olberndorf 168 | Krankenhaus Hatschekstiftung, Vöcklabruck 168 | Kuranstalt Dr. Werner, Waidhofen/Ybbs 169 | Allgemein öffentliches Krankenhaus der Schwestern vom heiligen Kreuze, Wels 169 | Reichsanstalt für Mütter und Kinderfürsorge, Glanzing 170 | Elisabeth-Spital, Wien 170 | Städtisches Versorgungsheim, Wien 171 | Wiener Heil- und Pflegeanstalt, Ybbs 171 | Erholungsheim Zeilern 172

Vorwort

Die Postkarte erlebt heute eine Renaissance, nicht jedoch in ihrer ursprünglichen Funktion als Bote für kurze Mitteilungen oder Grüße – diesbezüglich haben ihr elektronische Medien den Rang abgelaufen. Sie glänzt derzeit als begehrtes Sammelobjekt, wertvoller Besitz und historische Quelle.

Aus alten Postkarten lesen wir Geschichte und Geschichten ab. Postkarten erzählen uns aus früheren Tagen mittels des geschriebenen Wortes. Sie stellen auf der Bildseite durch Gemälde, Fotografien etc. eine Kunstform dar. Sie lassen durch Rekonstruktion von Poststempel und Adressfeld Reisewege nachvollziehen.

Die Blütezeit der Postkarte als Nachrichtenmedium reichte vom Ende des 19. Jahrhunderts bis zum Ersten Weltkrieg. Sie hat für Jahrzehnte den Austausch kurzer Nachrichten im Geschäftsleben, besonders aber im privaten Rahmen maßgeblich geprägt.

Eine alte Post- bzw. Ansichtskarte stellt heute einen historisch wertvollen Blickwinkel dar. Im gegenständlichen Fall werden Institutionen zur Behandlung und Betreuung von Kranken, Verwundeten bzw. Rekonvaleszenten und Erholungsuchenden thematisiert. Dabei kommt dem Kurwesen eine maßgebliche Rolle zu, hat sich doch durch die Behandlung mit gesundem Wasser die Gesellschaft in ihrem Verhalten, aber auch die Medizin immer wieder weiterentwickelt.

Für uns Selbstverständliches, wie zum Beispiel ein Badezimmer in der eigenen Wohnung zu haben, schwimmen zu gehen, Mineralwasser zu trinken, musste, genauso wie die Methoden der physikalischen Medizin zur Behandlung und Prävention, über die Jahrhunderte erarbeitet werden.

Dieses Buch bietet Interessantes zur Geschichte der Postkarte und Erstaunliches aus der Geschichte des Umgangs mit Wasser – und es lotet aus, was Postkarten und Wasser verbindet.

Auf geschlechtsneutrale Formulierung wurde im Fließtext wegen besserer Lesbarkeit verzichtet.

Andrea Praschinger und Manfred Skopec

Danksagung

Für Auskünfte und Hinweise sei folgenden Personen gedankt:
Georgios Karanikas, Siegfried Moser (Kustos Gasteiner Museum), Trude Neuhold (Leiterin Bezirksmuseum Hernals)

Folgende Personen haben wertvolle Hinweise zum Manuskript gegeben:
Monika Himmelbauer, Eva K. Masel, Christine Pomikal, Stefan Strasser

Für die Anfertigung der Fotos und Scans gebührt folgenden Personen Dank:
Robert Nedorost, Bernhard Praschinger

Andrea Praschinger und Manfred Skopec

Die Geschichte der Postkarte

Ach, wie ist es doch famos,
Dass jetzt für 2 Kreuzer bloß
Eine Ansichtskarte man
Überallhin senden kann!
Lobt den Mann, der dies erfand
Und den mächt'gen Postverband [...][1]

Eine Erfolgsgeschichte namens Correspondenzkarte

Der Brief erfordert individuellen Stil und persönlich gefärbte Ausdrucksfähigkeit, ja auch ein gewisses Maß an Muße für Schreiber und Empfänger. [...] Die Karte ermunterte alle, auch die Ungeübten oder über wenig freie Zeit Verfügenden, schriftlich miteinander in Verbindung zu treten [...].[2]

Das Postwesen war im 19. Jahrhundert bemüht, Angebote für eine schnelle, unkomplizierte sowie kostengünstige Nachrichtenübermittlung zu entwickeln. Vorschläge wurden diesbezüglich teils von privaten Initiativen, teils von Mitarbeitern der Postverwaltungen vorgebracht.[3] Am Ende dieser Entwicklung war mit der Herausgabe der Postkarte – anfangs Correspondenzkarte genannt – ein Meilenstein im Bereich der Kommunikation erreicht.

Die österreichisch-ungarische Monarchie war hier maßgebend. Ausgangspunkt war Prof. Dr. EMANUEL HERRMANN[4] (1839–1902). Er hatte keine Verbindung zum Postwesen, sondern war als Nationalökonom an der Wiener Neustädter Militärakademie tätig. Am 26. Jänner 1869 erschien in der *Neuen Freien Presse* sein Artikel *Ueber eine neue Art der Correspondenz mittelst der Post*[5]. Herrmann argumentierte, dass die üblichen Briefe teuer wären. Ebenso sei Umfang sowie Aufwand des Briefschreibens für kurze Mitteilungen hinderlich. In der Vereinfachung des Versands von Nachrichten meinte er auch Vorteile für die Wirtschaft und die Bildung zu erkennen. Herrmann empfahl, für einfache Benachrichtigungen wie etwa das Ankommen von Sendungen, Heirat oder Neujahrsgratulationen eine Postkarte im Stile eines Post-Telegramms einzuführen. Bedenken hinsichtlich des offen dargelegten Inhalts zerstreute er mit dem Hinweis, dass diese gewöhnlichen Notizen kein Siegel benötigten. Dass es einen Bedarf für eine Weiterentwicklung bzw. Neuerung in der Nachrichtenübermittlung gab, schloss er aus den rapide zunehmenden Zahlen des Briefverkehrs.[6] Herrmann sah in der Idee der Einführung seiner Postkarte einen Gewinn für die Bevölkerung sowie das Postwesen an sich und beendete seinen Artikel mit folgendem Wunsch: »Möge man an maßgebender Stelle diesen gewiß nicht utopischen Vorschlag würdigen und in Oesterreich einmal den bevorzugten Nationen des Westens voranschreiten!«[7]

Diesem Wunsch wurde man gerecht. Einzig die Bezeichnung »Postkarte« übernahm man nicht, um Verwechslungen mit speziellen Manipulationspapieren wie den Frachtbriefen zu vermeiden.[8] Mit Freitag, 1. Oktober 1869, acht Monate nach der wegweisenden Publikation, war es möglich, im Inland vorfrankierte Korrespondenzkarten mit aufgedrucktem Wertstempel (Ganzsache, 2 Kreuzer; damit bedeutend günstiger als ein Brief) zu erwerben und zu verschicken. Die Karte maß 122 × 85 mm und erschien in drei Varianten, deutschsprachig mit österreichischem Wappen, ungarisch mit ungarischem Wappen, deutschsprachig mit ungarischem Wappen.[9] Auf der Vorderseite war die Adresse zu vermerken, die Rückseite stand für die Mitteilung zur Verfügung. Geregelt wurde diese Neuerung des Postwesens mit dem RGBl. Nr. 148 vom 22. September 1869.[10] Die Regelungen, was Aussehen und Beschaffenheit der Karte betraf, waren Maßnahmen, um den Postbediensteten nicht mit selbst hergestellten Produkten die Abwicklung zu erschweren.[11]

Die tatsächliche Umsetzung bedurfte aber nicht nur einer publizierten Idee, sondern weiterer maßgeblicher Faktoren. Zum einen der Unterstützung von Dr. VINCENZ FREIHERR MALY VON VEVANOVIĆ (1808–1878), der jahrelang bei Bahnprojekten engagiert war. Den dort bewiesenen Weitblick und Entwicklungsdrang zeigte er auch, als er 1867 Generaldirektor für Post- und Telegraphen-Angelegenheiten wurde und die Umsetzung von Herrmanns Idee unterstützte. Für die Realisierung war Sektionsrat WILHELM FREIHERR VON KOLBENSTEINER (1819–1875), der später selbst zum Generaldirektor aufsteigen sollte, verantwortlich. Er brachte bei der Eisenbahn, aber vor allem bei der Post seine Sachkenntnis ein und gilt als ein großer Gestalter des österreichischen Postwesens.[12] Zum anderen brauchte es eine Lösung für den nunmehr offen verfassten Inhalt. Die Bedenken gingen in Richtung einer Verantwortung der Post, sollten ungebührliche Nachrichten geschrieben worden sein. Man behalf sich mit einem Vermerk auf der Korrespondenzkarte[13] und hielt diesen Aspekt im Gesetzestext[14] fest. Ganz von der Hand zu weisen war das Bemühen der Post in Richtung einer, wenigstens nach außen, korrekten Beförderung nicht, blickte man doch auf eine solide Vergangenheit des geheimen Postdienstes mit Postlogen in strategisch wichtigen Orten zurück.[15] Die Überwachung war wegen der vielen hochrangigen Gäste auch in Kurstädten eingerichtet worden,[16] wie ein Bericht aus Marienbad zeigt.[17]

Nicht vergessen werden soll der preußische Oberpostrat HEINRICH VON STEPHAN (1831–1897). Freiherr von Maly erinnerte sich, dass von Stephan als Vertreter des preußischen Postwesens auf der Konferenz des deutsch-österreichischen Postvereins in Karlsruhe 1865/66 bereits die Idee einer Korrespondenzkarte, von ihm »Postblatt« genannt[18], artikuliert hatte, ohne dafür Gehör zu finden.[19] Von Stephan musste erst die Entwicklungen in Österreich und seine Berufung zum Generalpostdirektor des Norddeutschen Bundes abwarten, um 1870 handeln zu können.[20] Vielleicht war Herrmanns Vorgehen, seine Idee in einer bedeutenden Tageszeitung zu publizieren, der entscheidende Faktor für die Umsetzung. Dem internationalen Versand der Korrespondenzkarten ging die Gründung des Allgemeinen Postvereins (später: Weltpostverein) 1874 in Bern voraus. Heinrich von Stephan war es, der durch seinen Einsatz die nicht zu unterschätzende Leistung zu Stande brachte, Vertreter aus über 20 Ländern zu einem gemeinsamen Vertrag über »den wechselseitigen Austausch der Correspondenzen«[21] zu gewinnen.[22] In Artikel 2 des Vertrags finden sich neben Briefen und Zeitungen auch die Correspondenzkarten als Gegenstand, die ab 1. Juli 1875 befördert wurden. Dem vorausgegangen war ein Vertrag mit mehreren Ländern, Correspondenzkarten mit 1. Jänner 1871 ohne maßgebliche Erhöhung des Portos zuzustellen.[23] Heinrich von Stephan war ein höchst kompetenter Kenner und Gestalter des Post- und Kommunikationswesens. Sein gesamtes Arbeitsleben widmete er der Optimierung der Nachrichtenbeförderung, er hatte »Anteil an der Schaffung einer ›Informationsgesellschaft‹«[24].

Einige Tage vor der Einführung der Korrespondenzkarte informierte ein Beitrag in der *Wiener Zeitung* über den Gebrauch der Karten. »Es entfallen nothgedrungen alle jene Förmlichkeiten, welche beim Briefschreiben sonst üblich sind, sowie die Weitwendigkeiten, welche mit dem Couvertiren und dem Verschlusse eines Briefes verbunden sind.«[25] Wurde dieses Angebot angenommen? Im ersten Monat wurden über 1,4 Millionen Stück verkauft. Herrmann interpretierte diese hohen Absatzzahlen mit dem »Reiz der Neuheit«.[26] Der Verkauf ging zurück und lag ein Jahr nach Einführung bei knapp 870.000 Karten.[27] Die Nutzung selbst stellte kaum eine Hürde dar. Konnten Karten aufgrund von mangelhafter oder fehlender Adresse nicht zugestellt werden, wurde der Nachrichteninhalt, ähnlich wie bei Briefen der Absender bzw. Name des Empfängers, in der *Wiener Zeitung*, Rubrik *Postalisches*, veröffentlicht.[28]

Die Bevölkerung sowie die Wirtschaft lernten, diese Art der Kurznachrichten für alltägliche Anliegen zu nutzen. Dabei war nicht nur das städtische Gebiet involviert, sondern vor allem auch ländliche Gegenden, wo im Vergleich bedeutend weniger Schriftstücke verfasst bzw. versendet wurden. Einher ging damit auch die Frage der Infrastruktur. Gab es genügend Briefkästen, waren genügend Postmitarbeiter angestellt, um die Flut an Korrespondenzkarten zu bewältigen? Hier musste reagiert werden, um die rasche Zustellung und somit das Versprechen eines »schnellen Kommunikationsmittels« einzuhalten.[29] Der Transport musste lokal vor Ort organisiert sein, aber natürlich auch überregional. Der Ausbau des Bahnnetzes spielte bei der Beförderung für die Post eine eminente Rolle. Am plakativsten ist die Gemeinsamkeit bei den fahrenden Postämtern, auch »Postambulancen« genannt, abzulesen. Ab 1. August 1850 wurden während des Transports auf der Schiene die Bearbeitungen in gesonderten Waggons vorgenommen. Dieser Service wurde ausgebaut, um möglichst rasch zustellen zu können.[30]

War ein Ablauf nicht gut organisiert oder reagierte man auf den sich entwickelnden Bedarf nicht unmittelbar, wurde scharf kritisiert, wie das Beispiel aus Gastein zeigt:

> Sollte nicht die Briefpost so eingeleitet seyn, dass man täglich Briefe erhalten und absenden könnte? Ist es nicht unglaublich, dass Briefe aus und nach Ischel 8, auch 11 Tage unterwegs bleiben, nicht aus Nachlässigkeit der Post-Expeditoren (wie sie behaupten), sondern aus Mangel an Gelegenheit sie zu befördern? Eilf [sic!] Tage, ein Zeitraum, in welchem ich in Wien Briefe aus London und Edinburgh bekomme.[31]

Weiters wandelte sich das von der Post abgefertigte Gut. »Allmählich trat die amtliche Nutzung aber hinter die kommerzielle zurück.«[32] 1874 wurden neben den rund 199 Millionen Briefen weiters gut 21,5 Millionen Korrespondenzkarten verschickt.[33] Die Einführung von Letzteren verdrängte also nicht den klassischen Brief. Die Korrespondenzkarte etablierte sich, auch international. Als gängiges Kommunikationsmittel wurde diese von der gesamten Bevölkerung nun zur Übermittlung kurzer schriftlicher, geschäftlicher sowie privater Nachrichten benutzt. Überzeugungsarbeit brauchte man ob des simplen wie lebensnahen Konzepts nicht zu leisten.[34]

Entgegen kam dieser Entwicklung neben dem Ausbau von Verkehrswegen und Transportmitteln, was den billigen Versand ermöglichte, die immer weiter verbreitete Lese- und Schreibkompetenz.[35] Zusätzlich förderte die zunehmende Mobilität der Bevölkerung (z. B. Bildungs- und Vergnügungsreisen, Migration in die Städte, Tagesausflüge mit der Eisenbahn, dem Rad) den Wunsch nach Übermittlung von kurzen Nachrichten.[36] Diesem Bedürfnis konnte mittels Telefon zu Beginn des 20. Jahrhunderts noch nicht umfassend nachgekommen werden. Daher wurde bereits unmittelbar nach Einführung die Feldpost-Correspondenz-Karte 1870 im Deutsch-Französischen Krieg[37] als geniale Erfindung gefeiert und trug so zur Akzeptanz der Korrespondenzkarte bei. Sie wurde millionenfach ausgegeben[38], und hätte sie nicht existiert: »Nicht der zehnte Theil der zwischen den deutschen Truppen und ihren Lieben zu Hause seit Ausbruch der Feindseligkeiten gewechselten Mittheilungen wäre wahrscheinlich erfolgt [...].«[39] Während des Ersten Weltkriegs war die Postkarte der Feldpost maßgebliche Verbindung zwischen den an der Front Dienenden und ihren Angehörigen.[40] Viel mehr Menschen als noch Jahre zuvor standen also in Korrespondenz. In Zahlen ist nicht quantifizierbar, wie sehr diese nun verfügbare Form des Nachrichtenaustausches den Soldaten, aber auch deren Familien und Freunden das Leid des Ungewissen ersparte, ihnen Trost und Stütze war. Ein weiteres Verdienst des Generalpostdirektors Heinrich von Stephan.[41]

Da geht die Post ab

[...] Das Panorama zu beschreiben –
Ganz wunderherrlich ohnegleichen! –
Lässt meine arme Feder bleiben:
Dies Kärtchen mag's im Bild Dir zeigen![42]

Es ist fürwahr eine schöne Sitte, sich gegenseitig Grüße in der ansprechenden Form von Postkarten mit Bilderschmuck zu übermitteln, und besonders Ansichtskarten sind besser als alle anderen bildlichen Darstellungen geeignet, dem Empfänger Freude zu machen, weil sie ihm zeigen, wie es an dem Aufenthaltsorte des Absenders aussieht, wodurch gewissermaßen eine geistige Brücke geschaffen wird, die Absender und Empfänger auch bei weitester Entfernung in liebevoll-freundschaftlicher Weise nahe zu bringen vermag.[43]

Die Entwicklung rund um die Korrespondenzkarte nahm in zwei Richtungen Fahrt auf. Einerseits breitete die Karte sich bis 1874 in 20 weiteren Ländern des »europäisch geprägten Kommunikationsraums«[44] aus. Andererseits war der Fortschritt von der einfachen Korrespondenzkarte zur bebilderten Karte nicht weit und lag genauso wie einige Jahre zuvor die Korrespondenzkarte selbst in der Luft. Private Initiativen waren für die Schaffung sogenannter Bildpostkarten sowie Ansichtspostkarten, die in den ersten Jahren von den Postverwaltungen für den Versand nicht gestattet waren, ausschlaggebend. Um 1875 war die Entwicklung ausgereift,[45] zu der mehrere Urheber überliefert sind.[46] Zuerst eroberten Zudrucke (z. B. Ornamente, Verzierungen), danach zunehmend auch Illustrationen und Abbildungen aller erdenklichen Genres zunächst einmal einen kleinen Platz auf der Karte. Diese Ansichtskarten durften in Österreich ab 1. Jänner 1885 transportiert werden.[47] Im Zuge der Neudefinierung der Postkarte wurde auch die Vorderseite (nun Bild) und Rückseite (nun Teilung in Adresse und Mitteilung) getauscht. Der internationale Transport dieser Karten wurde beim Weltpostkongress 1906 beschlossen.[48]

Damit war der Weg frei für die Eroberung der Welt durch die Ansichtspostkarte – diese hatte aber noch nicht jeden für sich begeistert: »Nicht nur die gewünschten Postkarten mit Neujahrs- und allen möglichen sonstigen Gratulationen findet man jetzt in den Papierläden größerer Städte, sondern selbst die blühendsten Stilübungen und die individuellsten Herzensergüsse werden fabrikmäßig besorgt.«[49] Weiters bezeichnete man die neue Möglichkeit der Karten als »mit mehr oder minder großem Kunstaufwand verzierte[ ] Erzeugnisse[ ] der Privatspekulation«.[50] Die Bilder auf den Ansichtskarten eroberten immer mehr Platz, fast mag man geneigt sein zu sagen, zu viel: »[…] if you want them for the purpose of correspondence they are practically useless. There is so much view that there is barely room for you to write your name. As an encouragement to brevity they are, however, of distinct service.«[51]

Doch gerade diese Entwicklung mehrte die Popularität der postalischen Kurznachricht.[52] Auch die Werbebranche erkannte nun das große Potential dieses neuen Mediums. Als Klassiker schlechthin sind die »Gruß aus …«-Karten zu erwähnen.[53] Sie zeigen Ansichten berühmter bzw. bedeutender Gebäude, eindrucksvolle Panoramen bestimmter Orte sowie Regionen. Urlaubende, Durchreisende, Besucher (z. B. von Messen oder Ausstellungen) konnten auf postalischem Weg kurze Nachrichten nach Hause schicken. Gleichzeitig hatte im Gegenzug der dargestellte Ort bzw. die Region mit eindrucksvollen Bildern eine Werbebotschaft mit auf den Weg gegeben.

Um 1906 war diese Entwicklung international etabliert. Im Mittelpunkt der Postkarte stand nun nicht mehr die schriftliche Nachricht, sondern der größte Bereich stand für Bilder, Grafiken oder Zeichnungen zur Verfügung.[54] Die Entwicklung der Fotografie trug zu diesem Fortschritt sehr viel bei.

> Einst war sie wirklich Ansichtskarte, sonst nichts, sie bot Landschaftsbilder, Stadtveduten, Ausblicke von Schutzhäusern und Gipfeln. Heute gehört ihr die ganze Welt,

sie hat aufgehört, Ansichtskarte im engeren Sinne zu sein, sie ist die illustrierte Postkarte geworden und umfaßt alles, was dem Zeichenstift, dem Pinsel und dem Kodak zugänglich ist.[55]

Gar hat man sie in den 1960er Jahren als »Vorläufer der Wochenschau«[56] bezeichnet. Auch gesellschaftliche Änderungen wurden mit der Bildseite verbreitet. Männer und Frauen gemeinsam, vielleicht sogar in Badekleidung am Strand, Frauen beim Ausüben von Sportarten – Frauen mit Zigarette?[57] Kaum ein Ereignis, eine Neuerung, eine Persönlichkeit, die es nicht auf die Vorderseite der Karte geschafft hat.

Es konnte einem aber auch zu viel werden, wie dieser Bericht zeigt:

> Recently I went up the Righi with a large party. Directly we arrived at the summit everybody made a rush for the hotel and fought for the picture post-cards. Five minutes afterwards everybody was writing away for dear life. Nobody troubled about the glorious view. I believe that the entire party had come up not for the sake of the experience or the scenery, but to write postcards and post them on the summit.[58]

Kein Winkel, keine Darstellung, kein Ereignis wurde als zu gering eingeschätzt, um nicht auf einer Karte verewigt zu werden. »Jedes Lokal hat seine Ansichtskarten; jedes Dorf, und hat es auch nichts weiter aufzuweisen als eine Hauptstraße und eine Kirche, es hat seine Ansichtskarte.«[59] Die Qual der Wahl, also die Schwierigkeit, das perfekte Motiv zu versenden, schildert ERNST HOFERICHTER (1895–1966) in seinem Artikel *Der Kampf mit den Ansichtskarten*.[60]

> Es ist ein schönes Ding, das Ansichtskartentum, wenn es »mit Sinn« betrieben wird; aber ich glaube, daß es auch ebensoviel Schaden anrichten kann, wie der Mißbrauch des tragbaren Photographieapparats, weil für viele die Gefahr nahe liegt, »seh-faul« zu werden; man läßt Karte und Camera obscura für sich arbeiten; wir beziehen gewissermaßen unsere »Blicke« frei ins Haus.[61]

Nicht zu vergessen, die Karten wurden mehrfach täglich zugestellt, vielleicht gerade dann als man eine Mittagsruhe halten wollte.

> Man läuft im Eilschritt hinaus – zwei Ansichtskarten. [...] Denn es vergeht keine Stunde, da, wieder ein Läuten. Man läuft abermals hin, schon wieder ein paar Ansichtskarten. Jetzt verwünscht man dieselben, flucht weidlich, daß sie den Schlaf stören und redet auch über den, der sie erfunden, und wünscht demselben nach manchen nicht nennbaren Orten [...].

Die Popularität der Postkarte fußte immer mehr auf zwei Säulen: einerseits der Ansichtskarte, andererseits der thematischen Karte. Letztere hatte als begehrtes Sammelobjekt mit der Darstellung beispielsweise bekannter Persönlichkeiten aus Theater, Film, Politik oder Sport ihren Platz gefunden. Postkarten wurden teilweise nicht mehr primär für den Versand produziert, sondern um das aufgekommene und leistbare Hobby »Postkartensammeln« zu bedienen.[62] In Wien fand 1898 erstmals eine Ausstellung illustrierter Postkarten, beehrt durch den Besuch eines Mitgliedes des Kaiserhauses, statt. Für die Organisation zeichnete der Verband österreichischer Papier- und Schreibwaren-Interessenten verantwortlich, eine der Sparten, die durch den Verkauf der Karten massiv profitierte. Man wies explizit auf die Vielzahl an Alben hin, die in diesem Zusammenhang präsentiert wurden.[63] Die gesammelten Karten wollten entsprechend verwahrt werden. Auch eigene Kassetten wurden für diesen Zweck hergestellt.

Neben der thematischen Expansion der Postkarte (von humoristischen bis zu pikanten Abbildungen) ging es auch seitens der Produktionstechnik (z. B. Kolorierung, Farbdruck, Drucktechnik) in riesigen Schritten voran. Was sicherlich auch notwendig war, um den großen quantitativen und qualitativen Bedarf decken zu können. Dabei hat sich aber das »Flair des Kunsthandwerklichen und Luxuriösen«[64] gehalten. Neben dem Einsatz kreativer Materialien entwickelte man die Karten zum mechanischen Spiel oder integrierte Bewegungselemente mittels Scheiben oder Hebeln. Hauptziel war ein effektvolles Erscheinungsbild.[65] Es trat aber auch das Gegenteil ein. Geschädigte versuchten, Postkarten, die sie als verunglimpfend empfanden, aus dem Verkehr zu ziehen, wie z. B. das Fürstentum Monaco solche, auf denen das Glücksspiel mit seinen negativen Auswirkungen dargestellt wurde.[66]

Nicht unerwähnt bleiben soll die Kehrseite des Mediums. »Postkartenhumor ist […] selten feinsinnig, subtil und leise.«[67] Die Bildseite lud zu Jux- oder Witzdarstellungen ein, wobei Stereotype in überzeichneter, karikierter Form unterhalten sollten.[68] Dabei wurde die Linie der humorvollen Unterhaltung mit Spottkarten auch deutlich überschritten. Exempel dafür sind Karten, die Judenfeindlichkeit oder Antisemitismus zeigten und transportierten.[69] Gerade Kurorte boten eine breite Angriffsfläche. Der Sommerfrische-Antisemitismus[70] entlud sich, wie das Beispiel Borkum[71] zeigt, auch über die Ansichtspostkarten. Das Potential der Bildseite wurde bis zur politischen Propaganda hin ausgereizt.[72] »Allerlei Heroisches, Nationales und Patriotisches braute sich da auf Postkarten zusammen.«[73] Kritisch sah man Karten mit pornografischen Darstellungen, wurden diese doch in nicht unbedenklichen Mengen produziert, meist unter der Hand verkauft und gezeigt.[74] Gerade bei der auch öffentlichen Ausstellung sorgte man sich um die Jugend.[75] Im

Amtsblatt zur Wiener Zeitung von 1900 publizierte man, bei welchen Händlern man welche Ansichtspostkarten gefunden hatte, deren Verkauf man nun untersagte. Oftmals waren dies Karten, die auf den ersten Blick unschuldig waren, jedoch mit Hilfe eines Kippeffekts oder gegen das Licht gehalten Unsittliches zeigten.[76]

Nicht alles, was man abbilden konnte, sollte abgebildet und vervielfältigt werden. Moralische Bedenken führten dazu, dass gegen das Verwenden bestimmter Sujets geschrieben wurde. Der Wiener Scharfrichter JOSEF LANG (1855–1925) wurde mit seinen Helfern nach Vollzug der Todesstrafe in einem Café abgelichtet. Diese Szene verkaufte man auf Ansichtskarten. Dazu äußerte man sich in der satirischen Wochenschrift *Die Fackel* wie folgt: »Ansichtskarten von jenen ›letzten Minuten‹, die uns neulich wieder einmal nicht erspart geblieben sind, existieren vorläufig noch nicht.«[77]

Hingegen konnte die Postkarte aber auch für wohltätige Zwecke verwendet werden. So gestaltete der Verein vom Goldenen Kreuze im Jahre 1900 eine Ansichtskarten-Lotterie, um den Betrieb der neu eröffneten Kuranstalt in Baden zu garantieren und das neue Projekt in Karlsbad planen zu können. Dabei wurden insgesamt 700.000 Karten aufgelegt.[78] Die Nachfrage überstieg offensichtlich die Erwartungen.[79]

Für die Kunst war die Karte insbesondere aus zwei Blickwinkeln bedeutend. Einerseits entdeckten Kunstschaffende dieses Medium für sich,[80] andererseits erreichte man damit neues Publikum. »Für 15 oder 20 Heller trägt man sich seine heil. Barbara des Palma Vecchio [...] nach Hause, wird Besitzer eines Frans Hals [...] oder Cranach [...]. [...] wie jeder arme Teufel sein bißchen Kunst in der Rocktasche nach Hause tragen kann.«[81] Namhafte und aufstrebende Vertreter der Wiener Werkstätte widmeten sich der Ausgestaltung von Postkarten.[82] Von 1908 bis 1915 wurden mehr als 1000 unterschiedliche Motive gestaltet und in Auflagen von 300 bis 1000 Stück produziert.[83] Wie vielfältig die Einsatzmöglichkeit der Postkarte war und zum Teil immer noch ist, zeigt die Nutzung als Bestellkarte. Unzählige Waren wurden auf diesem Weg mit teils vorgedruckten und leicht auszufüllenden Tabellen und Feldern gekauft.

So war innerhalb weniger Jahre aus Herrmanns Idee zur Korrespondenzerleichterung eine Bildkarte mit hohem Sammelwert geworden. Kaum vorstellbar, wurden 1909 über 1,5 Milliarden Postkarten in Deutschland (im Deutschen Kaiserreich) verschickt, ungezählt sind die vielen für Sammlerzwecke verkauften Karten.[84]

Der Kulturhistoriker künftiger Tage wird neben der Benutzung der Tagesblätter nicht in letzter Linie auf die Beachtung solcher Kartenzusammenstellungen angewiesen sein, um späteren Geschlechtern, wenn sich über uns längst der grüne Hügel wölbt, genauere Kunde unserer politischen, wirthschaftlichen und gesellschaftlichen Zustände zu geben [...].[85]

Herrmann hatte diesen Aspekt bei der Ausgestaltung seiner Korrespondenzkarte wohl nicht im Sinn. Jedenfalls ist sein Wunsch hinsichtlich des Erfolgs der Korrespondenzkarte nicht nur in Erfüllung gegangen, sondern wurde, auch mit der bebilderten Weiterentwicklung, übertroffen. Post- und Ansichtskarten hatten und haben maßgeblichen Einfluss auf Generationen.

»Die Postkarte ist ein Kind unserer Zeit«[86]

[...] I saw them writing on these cards everywhere – in the railway cars and stations, in the beer-halls and restaurant-gardens, in the shops and, indeed, in any place where pen or pencil could be had.[87]

Karten an sich sind in unterschiedlichen Bereichen vor den Postkarten bekannt gewesen. Spielkarten – zum Teil wahre Kunstwerke – waren bereits seit Jahrhunderten in Verwendung.[88] Auch persönlich übergebene Glückwunschkarten (zu Neujahr, Ostern, Pfingsten, bei Eheschließungen oder Geburt etc.) mit hauptsächlich religiösen Motiven existierten bereits seit dem 15. Jahrhundert. Ebenso im Umlauf waren Andachtsbilder.[89] Jedoch, das Senden von Grüßen ergänzte ab Mitte des 19. Jahrhunderts einen weiteren Aspekt. »Es [das Verschicken von Karten] ist die unverfänglichste Art, jemanden wissen zu lassen, daß man an ihn denkt; und zu wissen, daß an uns gedacht wird, ist entzückend.«[90] Gerade zu den Festtagen konnte die Anzahl der erhaltenen Karten wesentlich sein. »Mancher Empfänger solcher Karten mochte in der Zahl der ihm zugeschickten Karten geradezu einen Gradmesser seiner Beliebtheit erkennen.«[91]

Ein anderer Blickwinkel sah in der Erfindung und Implementierung der Postkarte den »schnelllebigen Charakter der Gegenwart«[92] mit den Eigenschaften »Kürze, Schnelligkeit und Billigkeit«[93] – Eigenschaften, die man heute aktuellen Medien auch durchaus zuschreiben könnte. Es war immer ein Gebot der Zeit, Nachrichten sicher und zügig zu transportieren. Innovationen und die Schaffung von entsprechender Infrastruktur wurden angestoßen, man wollte mit anderen Ländern mithalten bzw. sich mit ihnen für einen länderübergreifenden Austausch abstimmen. Zum Transport wurden herangezogen: der Mensch (z. B. Weitergeben mündlicher Nachrichten, als Fußbote), Transporttiere (Pferd[94], Esel[95],

Rentier, Kamel etc.) und unterschiedliche Fahrzeuge (z. B. Kutschen, Schiffe). Man installierte Anlagen zur optischen und elektrischen Telegrafie. Innerstädtisch wurden Rohrpostanlagen zu Verteilung der großen Massen an Nachrichten eingerichtet.[96] Die Postkarte schuf die »größtmögliche[ ] Minimierung des Raum-Zeit-Verlusts«[97]. Weiters erlaubte sie, aus der Situation unmittelbar dem Kommunikationswunsch nachkommen zu können, und lud auch dazu ein, von mehreren Sendern gezeichnet zu werden.[98]

Die Postkarte als Chance für Frauen? Um die große Nachfrage nach Postkarten bedienen zu können, waren oftmals Frauen in Heimarbeit[99], aber auch Kinder in Produktionsstätten bei schlechten Arbeitsbedingungen beschäftigt.[100] Im Hinblick auf die bürgerliche Frau waren Postkarten eine neue Strategie, die ihr zugeschriebenen gesellschaftlichen Aufgaben zu erledigen, etwa die Kommunikation in der Familie aufrechtzuerhalten, Treffen auszurichten, Waren zu bestellen.[101] Vielleicht gebührt die Ehre des ausschlaggebenden Anstoßes zur Implementierung der Postkarte in Deutschland PAULA VON BÜLOW[102] (1833–1920). Sie wirkte nach dem frühen Tod ihres Mannes für mehr als zehn Jahre als Oberhofmeisterin am Schweriner Hof, hatte ein entsprechend großes Netzwerk, zurückgehend auch auf ihre Jugendjahre in Wien, und stand mit den höchsten Persönlichkeiten in Korrespondenz (z. B. mit Kaiser Wilhelm I.). In ihren Erinnerungen schreibt sie:

> Hier in Wien sah ich damals die ersten Korrespondenzkarten. Sofort sandte ich eine solche an den Grafen Bismarck mit der Bitte, diese nützliche Einrichtung doch auch bei uns einführen zu lassen. Bismarck griff die Anregung mit Interesse auf, und vierzehn Tage nach meiner Rückkehr erhielt ich in Schwerin in seinem Auftrag Probekarten zugeschickt. Bald darauf wurden die Postkarten dem Verkehr übergeben.[103]

Die Ansichtskarte passte genau zur von Frieden gekennzeichneten Phase der Belle Époque[104]. Bereiche wie Kunst, Kultur, die Arbeitswelt und damit die Gesellschaft entwickelten sich rasch. Eine schöne Zeit – vielleicht kitschig, vielleicht exzentrisch –, festgehalten auf vielen, vielen Ansichtspostkarten.[105] »Selbst die altehrwürdigen Schranken der Sitten und Etikette werden durchbrochen [...]. Was hätte man früher gesagt, wenn einem Herrn eine Dame schrieb! Heute, wo sie sich Ansichtskarten schreiben, findet man nichts mehr zu sagen.«[106] Die Großstädte entwickelten sich, man wollte hinaus. Die Reise ins Bad gehörte einfach dazu. Dort traf man sich, der Umgang war lockerer. Man genoss in den Sommermonaten den eigentümlichen Mikrokosmos.

So fügten sich das Reisen und das Versenden wie Sammeln der Karten zusammen. »Mein Freund, Du schriebst mir, dass Du gern / Mit Karten aus der

Näh' und Fern' / Dein Album möchtest schmücken; / Auf Deinen Wunsch beeil' ich mich / Mit einem lieben Gruß an Dich / Dies Kärtchen Dir zu schicken!«[107] Das Sammeln der Ansichtskarten entwickelte sich wahrlich zu einem Volkssport, auch über Vereine organisiert. »Es geht mit der Versendung von Ansichtskarten ähnlich wie mit dem Duell: man verspottet den Brauch und macht ihn trotzdem mit [...].«[108] Die Sammelleidenschaft selbst, das Fragen nach und Bitten um Zusendungen, wird dabei aufs Korn genommen, niemand wird verschont. »Bald aber stellten sich Symptome ein, die klar anzeigten, daß ich selber vom Ansichtspostkarten-Bacillus ergriffen sei!!«[109] Mit der Motivation des Versendens wurde aber auch scharf ins Gericht gegangen. »Es kommt nicht auf die Abbildung an, es kommt auf das Dagewesensein an. Die Ansichtskarte ist eine Quittung. [...] Der Absender pfeift auf die Reise, wenn er seine Bekannten nicht durch die Mitteilung davon und durch Belegstücke kränken kann«[110]. Genauso konnte es Anlass zum Ärger geben, wenn keine Ansichtskarten zum Verkauf standen oder man diese mühevoll aufstöbern musste, wo man dann vielleicht nur eine bescheidene Auswahl vorfand. So passiert bei einer Reise nach Amerika. Diese Not wird aus den Städten New York[111] und Washington[112] berichtet. Daran zeigt sich, dass diese Postkarten-Manie der deutschsprachigen Länder und die Vielfältigkeit des Angebots zum damaligen Zeitpunkt besonders waren.

> In one celebrated German watering-place, where all the shops are upon a single long street, every third window displays these cards for sale, yet I do not remember that any two shops showed similar cards. [...] To instance merely classes or kinds of postal cards, I counted in a shop in Vienna one hundred and seventy-nine sets. Had I been able to count the different cards in each of these series, the sum would have run high into the thousands.[113]

Aufhalten ließen sich diese ›postal carditis‹[114] jedenfalls nicht, die Schuldigen waren auch gefunden: »The germs of these maladies, brought to this country in the baggage of tourists and immigrants, escaped quarantine regulations, and were propagated with amazing rapidity.«[115]

Man sandte Karten nicht nur an Freunde oder Bekannte, auch sich selbst setzte man ins Adressfeld. »Macht man eine Reise, so schickt man sich selbst Karten von allen Orten, die man durchreist, bei größeren Städten von den bedeutendsten Gebäuden, und die schönste Sammlung und Reiseerinnerung ist fertig.«[116] Beim Ansichtskartensammler-Kongress in Berlin 1899 soll diskutiert worden sein, dass »[...] niemals eine Ansichtskarte mit anderen Poststempel versehen und versandt werden solle als mit dem Stempel desjenigen Punktes, der auf ihr abgebildet sei.«[117] Als Vision sah man folgende Szene in der Zukunft: »Ein alter Greis sitzt vor seinem aufgeschlagenen Ansichtskartenalbum. Welche Fülle von Erinnerungen bietet sie ihm, diese Ansichtskarte.«[118] Zur Abgabe der Karten wurden auch Automaten aufgestellt. Wie man berichtete, hatte ein Langfinger nichtpekuniäre Absichten. »Der [...] Ansichtskartenautomat [...] wurde kürzlich erbrochen und sämmtlicher Ansichtskarten beraubt. Der unbekannte Thäter ist jetzt im Besitze einer ganz stattlichen Ansichtskartensammlung.«[119]

Die Sammelleidenschaft des von den Kosten her überschaubaren Hobbys wurde durch den geringen Platzbedarf begünstigt.[120] Einigen wurden es aber auch zu viel. »Da haben wir nun die Bescherung! Zu den sechs Plagen des neunzehnten Jahrhunderts [...] ist glücklich die siebente gekommen, die Ansichtspostkarte [...]. Überall, man mag kommen wohin man will, begegnet man dem verführerisch ausgestatteten Plagegeist.«[121] »Meere, Ozeane, hohe Gebirgsketten bieten ihr keinen Widerstand, über die ganze Welt hat sie sich ausgebreitet.«[122] Wie sehr das Sammeln der Ansichtskarten sich eingebürgert hatte, zeigt folgender Kommentar: »Denn der Ansichtskartensport hat eigentlich schon aufgehört bloßer Sport zu sein – er ist ein hochentwickelter Industriezweig geworden [...].«[123]

In der Zwischenkriegszeit konnten eben wegen der Sammelleidenschaft und der »Gruß aus ...«-Karten die hohen Auflagezahlen in der Postkartenproduktion gehalten werden und deren Bedeutungsverlust als Kommunikationsmittel kompensieren.[124] Langfristig konnte aber die Entwicklung in Richtung Nebenrolle, mit ihrem Tiefpunkt in den 1950er und 1960er Jahren, nicht aufgehalten werden.[125] Wo man aber immer noch an die Postkarte erinnert wurde, war im Fernsehen und im Radio. Man nutzte diese zum Einbinden der Zuseher/Zuhörer. So war es möglich, beispielsweise bei TV-Musiksendungen mittels Zuschrift für ein bestimmtes Lied abstimmen.

Zurückgekommen ist die Postkarte Ende der 1970er Jahre. Das Sammeln der Postkarten wurde wieder als Freizeitbeschäftigung entdeckt. Auch Künstler widmeten sich ihrer Gestaltung. Man hat bei der Produktion Themen der Zeit aufgegriffen. Die Postkarte hat somit eine Renaissance erlebt, nicht im ursprünglichen Sinn, sondern als akzeptiertes und interessantes Sammelobjekt.[126]

Um der heutigen Zeit Rechnung zu tragen, möge erwähnt sein, dass man immer noch Postkarten versenden kann. Dabei ist einer der Zugänge an die Zeit angepasst. Mittels Postkarten App[127] kann man individuell am Smartphone eine Postkarte gestalten. Die Printversion wird dann dem Adressaten zugesandt. Ungleich mühevoller erscheint es heutzutage, Karten, Briefmarken oder gar ein geöffnetes Postamt ausfindig zu machen. Wahrlich kann man von der Postkarte sagen, dass sie »funktional reduziert vorwiegend ein alternatives Kommunikationsformat für eine entschleunigte Bild-Textbotschaft darstellt«[128].

Geblieben ist der Begriff des Postkartenblicks oder -bilds, der Postkartenidylle oder des Postkartenpanoramas als Auszeichnung für eine imposante Ansicht einer Landschaft oder eines Bauwerks, die es wert ist, festgehalten zu werden.

Das heute gängige Format einer Postkarte zeichnete sich in den 1930er bis 1940er Jahren ab und wurde schlussendlich als Weltpostkartenformat DIN A6 (10,5 × 14,8 cm) definiert.[129] Darüber hinaus werden selbstverständlich Postkarten mit abweichenden Abmessungen transportiert.

An den Urheber Herrmann selbst erinnert beispielsweise in Wien der Herrmannpark, 3. Bezirk, bekannt durch die dort angesiedelte Strandbar Herrmann.

Sag' es mit der Karte

> The best and most delightful way of seeing Paris [...] is to buy souvenir cards of it in Switzerland.[130]

Der Brief war zur Mitte des 19. Jahrhunderts der am weitesten verbreitete Weg, um Informationen schriftlich auszutauschen. Das Verfassen eines Briefes war ein durch formale und inhaltliche Konventionen geregeltes Handeln – und so der Brief keinesfalls dafür geeignet, kurz einfache Nachrichten zu verschicken. »Die Weitläufigkeiten treffen den Absender, wie den Empfänger.«[131] Man konnte aber den Aufwand des Briefschreibens durch Nutzung von Telegrammen, Billetts oder das Übermitteln von Visitenkarten umgehen. Erst durch das Verschicken der Ansichtskarten konnte man sich aus dem starren Korsett des Briefes lösen. Kurze Nachrichten waren damit akzeptiert.[132] Sie konnten aus der Situation heraus entstehen, ohne dass man umfassend Zeit und Muße für das Abfassen reservieren musste.

Diese Entwicklungen wurden auch kritisch wahrgenommen. Man beklagte die Kartenkommunikation als »Verfallserscheinung gegenüber der traditionsreichen Briefkommunikation«[133]. Während die Korrespondenzkarte als reine Textkarte beabsichtigt war, setzte die Bildkarte dem eins drauf, da die Kommunikation zum Teil vom Bild übernommen wurde.[134] Die Karten hatten also auch durchaus gegen Windmühlen zu kämpfen. Sie standen nämlich nicht für eine technische Neuerung wie das Telegramm, man sah ihn ihnen einen sprachlichen Rückschritt, und sie hatten aufgrund der breiten Nutzung nicht das Flair des Exklusiven.[135]

Ganz so einfach war es mit der Benennung der Karten im Detail nicht. Herrmann wollte bekannterweise den Begriff Postkarte haben, ausgegeben wurde jedoch zu Beginn die Correspondenzkarte[136]. Im Nachschlagewerk *Deutsche Sprachrichtigkeiten und Spracherkenntnisse*[137] favorisierte man den Kartenbrief und versteht darunter,

> [...] was man ungut »Korrespondenzkarte« nennt. [...] Zum Unterschiede von geschlossenen Briefen hat man Kartenbriefe, d. i. Briefe als offene Karte. Man hat nun die Wahl Briefkarte zu sagen oder am richtigsten KARTENBRIEFE. Alle gehen mit der Post, also »Postkarte« wäre unpassend. Das erste Wort ist immer bestimmend. In Kartenbrief ist es die Papierart, in Liebesbrief ist es der Inhalt. In Mahnbrief ist es der Zweck etc. Karten mit einer Zeichnung sind Ansichtskarten.[138]

Die Inhomogenität zeigt sich beim Blick in *Meyers Großes Konversationslexikon*. Dort meint »Kartenbrief« ein großes Blatt, welches man auf die Größe der Postkarte zusammenklappen kann.[139] Da die Begriffe »Postkarte« und »Korrespondenzkarte« im Alltag synonym verwendet wurden, gestattete man beide 1897 für gewerblich produzierte Karten. Auf amtlicher Seite hielt man am ursprünglichen Begriff (Korrespondenzkarte) bis 1919 fest, um ihn von 1948 bis 1955 wieder einzuführen.[140]

Die Tatsache, dass man mit der Postkarte kurze Nachrichten verschicken konnte, färbte auf die Kultur des Briefschreibens ab. So findet sich in einem Roman Ende des 19. Jahrhunderts die Frage »[...] wer schreibt heute in der Postkartenperiode noch Briefe?«[141] Man beklagte, dass die persönliche Verbindung abgerissen sei, da man sich nicht die Zeit nahm, um einander zu schreiben. Man fand aber im knappen Postkartenstil eine, fast mag man geneigt sein zu sagen, Erlösung von Zwängen. ERNST JANDL (1925–2000) zeigte in seinem Gedicht »korrespondenz« das Spannungsfeld zwischen Brief und Korrespondenzkarten, den Formzwang und Umfang thematisierend: »so schreibe ich nur noch karten / auf denen ein ja oder ein nein / anzukreuzen ist / briefe schreibe ich nicht mehr. / wenn ich dadurch einen freund verliere / bestand diese freundschaft nur aus papier / von dem ich ohnedies genug besitze.«[142] Die zwischenmenschliche Tragweite bei der Wahl des Mediums wird von ARTHUR SCHNITZLER (1862–1931) im Schauspiel *Der einsame Weg* gezeigt. »Dein letzter Brief ist auch schon zwei Monate alt. Ich sage ›Brief‹, um mich nicht zu blamieren: es war aber nur eine Ansichtskarte.«[143] Das Briefe-Schreiben von unterwegs vermisst OTTO JULIUS BIERBAUM (1865–1910). »Das Erzählen in langen und breiten Briefen aber [...] ist im allgemeinen aus der Mode gekommen. Erstens wohl, weil das

Reisen nichts weiter besonderes mehr ist, dann, weil man heute überhaupt nicht mehr gerne lange Briefe schreibt, und schließlich, weil es überall Ansichtspostkarten gibt.«[144] Als Gründe für diese Haltung führt er unter anderem an: »Auf den Ansichtspostkarten ist so schrecklich wenig Platz, daß sie meinem Mitteilungsbedürfnis nicht genügen.«[145] In dieselbe Kerbe schlägt rund 50 Jahre später eine Ode an den Brief: »Der Niedergang des Reisebriefes, dieser alten Domäne des Federwortes, mag als Beweis dafür stehen. Mit der Entwertung der Ferne verlor er viel an Reiz und Anreiz. Die Inflation der Ansichtskarte (mit aufgedrucktem Grußtext) zeigt seinen traurigen Kursstand.«[146]

JULIUS STETTENHEIM (1831–1916) empfahl in seinem humoristisch gehaltenen Knigge Ansichtspostkarten für die Hochzeitsreise. »Gleich nach jedem Zank schreibe man an die Angehörigen und Freunde, daß man sich sehr glücklich fühle. Hierzu bediene man sich der Ansichtspostkarten, damit man nicht ausführlich zu werden braucht.«[147]

Dass die Postkarte sich als Kurznachricht auch durchzusetzen hatte, zeigt die Empfehlung in einem Buch zum richtigen Verhalten: »Don't conduct correspondence on postal-cards. A brief business message on a postal-card is not out of the way, but a private communication on an open card is almost insulting to your correspondent. It is questionable whether a note on a postal-card is entitled to the courtesy of a response.«[148]

Ein nicht zu vernachlässigender Aspekt ist, dass die Karte auch bei zwischenmenschlichen Interaktionen half. »Auch Gott Amor, der lose Schelm, hat sich der Ansichtskarte bemächtigt.«[149] In Kombination mit der Briefmarkensprache sollte dem Glück nichts mehr im Wege stehen.[150] Denn »[...] unter ihrem Schutze lernen sich die Menschen kennen, werden Freunde, werden eins fürs ganze Leben.«[151] »Bisweilen ereignet es sich, daß wir Karten mit zwölf Unterschriften bekommen; unter diesen zwölf ist eine einzige, die uns in dem üblichen kleinen Zusatz, wie in einer verabredeten Geheimsprache, etwas sagt, was die elf anderen nicht verstehen.«[152]

Bei den Nachrichten auf Postkarten kann man zwei Varianten unterscheiden. Einerseits haben diese den Charakter einer Informationsmitteilung, man erwartet keine Fortsetzung der Kommunikation mit einem Antwortschreiben – dies trifft vor allen auf die Nutzung als Grußkarte zu; andererseits wurde aber durchaus auch bidirektional kommuniziert, wenn man sich mehrmals täglich Karten zusendete (beispielsweise um am selben Tag ein Treffen auszumachen). Die privaten Kommunikationsanlässe können in drei Gebiete kategorisiert werden: »Alltag, Geselligkeit und Festtag«[153]. Mit Einführung der Bildpostkarten wurden diese Nachrichten auch grafisch untermauert und das »Funktionsspektrum des

Grüßens entwickelt«[154]. Genau dieses Senden von (knappen) Grüßen schuf das Symbol des Lebenszeichens, des Interesses an einer Beziehung.[155]

Zur Zeit der Einführung der Postkarte in Deutschland wurde eine kurze Abhandlung über jene Personen verfasst, die für die Beförderung der Karten Sorge zu tragen hatten, die Postmitarbeiter. »Ha! wer bin ich! Und was soll ich hier / Alles leisten in des Dienstes Stunden? / Welcher schadenfrohe Gott hat mir / Jene ›Karte‹ auch noch aufgebunden?«[156] Das Hauptanliegen war dabei jedoch die Umsetzung der Prüfung auf schmähende Inhalte. »Soll ich streng wie Minos richten, / Ohne jegliches Verhör? / Soll ich rücksichtslos vernichten? – / Rathlos schwank' ich hin und her«[157].

Wie verhielt es sich generell mit der offenen Kommunikation auf der Karte? Natürlich galt es, der Verlockung zu widerstehen: »My grudge against the postal card is that it is gradually developing an affection of the eye – in others as well as myself [...], the tendency to read against your own will postal cards not addressed to yourself. There is a fascination about the thing which is very like kleptomania.«[158] Der Autor meinte, Beamte könne man trainieren, keine Nachrichten auf den Karten zu lesen, an ihm pralle dies jedoch ab, er könne sich diese Angewohnheit nicht abgewöhnen. Der bei der Einführung der Korrespondenzkarte befürchtete offene Versand von beleidigenden Nachrichten wurde von PAUL SCHEERBART (1863–1915) in der Tragödie *Herr Kammerdiener Kneetschke*[159] aufgezeigt. Im gezeichneten Fall nahm das Schicksal für den konservativen Adressaten leider kein gutes Ende.

Es nimmt also nicht wunder, dass »chiffrierende[ ] Schutzmaßnahmen«[160] entwickelt wurden, beispielsweise Geheimtinte oder Kurzschriften. Wurde der auf einer Karte verfasste Text als zu delikat für den offenen Versand erachtet, konnte man sich immer noch folgendermaßen behelfen: »Leo begann mit einer Karte an Manon, die, nachdem sie geschrieben, wohlweislich noch in ein Couvert gesteckt worden war.«[161] Auch der Austausch zwischen den Künstlern PAULA MODERSOHN-BECKER (1876-1907) und ihrem Mann OTTO (1865–1943) wurde entsprechend den Inhalten gesteuert. Kurze, knappe Nachrichten, die meist Dinge ordnen sollten, als Postkarte, Ausführliches als Brief. Der Inhalt beeinflusste aber auch die Wahl des Mediums. »Dieser Brief sollte eigentlich eine Postkarte werden. Aber die Tonart wurde mir einen Stich zu warm für die Worpsweder Postboten [...].«[162]

Die deutsche Schriftstellerin FRIEDA VON KRONOFF (1853–1929) definiert in ihrem Buch *Lebensart,* welches sich mit dem »Pflichtenkreis des guten Tones, wie ihn Notwendigkeit und Feinempfinden geschaffen«[163], beschäftigt, die Angemessenheit des Einsatzes der Postkarten, nämlich bei: »[...] Abmachungen, geselligen Verabredungen, vergessenen Nachträgen, kurzen geschäftlichen Aufträgen oder Anfragen, freundschaftlichen oder geselligen Mitteilungen, Bestellungen, familiären Anfragen ohne geheimnisvollen Untergrund, Erinnerungen und dergleichen.«[164] Sie gibt aber auch mahnend mit auf den Weg, dass »die Mitteilung in vielerlei Hände kommt, bevor sie den Adressaten erreicht, und darum nur allgemein Unwichtiges auf einer Postkarte«[165] ausgetauscht werden soll. Die Sprache ist meist alltäglich und locker gehalten. Die geschriebenen Inhalte können natürlich eine dringliche Sache behandeln oder persönlicher Natur sein, werden aber in ihrer Formulierung üblicherweise durch die besondere Beschaffenheit des Mediums Postkarte eingeschränkt.[166] »Kränkende Worte, beleidigende Anreden oder Mitteilungen, Verdächtigungen, Vorwürfe, Mahnungen usw. dürfen niemals Raum auf offener Karte finden, es wäre dies nicht nur eine unverzeihliche Taktlosigkeit gegen den Empfänger, sondern auch eine Bloßstellung des Absenders selbst.«[167]

Mit leichtem Augenzwinkern wird der Anstand hinsichtlich der Inhalte folgendermaßen geschildert: »They [the postcards] also expose you to the worst imprudences of friends who are profuse of intimate advice, but so sparing of their pennies that they can't afford an envelope to hold it in.«[168] Ein Vorteil für »träge Briefschreiber«[169] findet sich in der Ansichtspostkarte. »Diese teilt schon im Bilde mit, was der Absender mit Worten sagen müßte, und läßt nur wenig Raum für kurze Mitteilungen.«[170] Weitere Argumente können noch angeführt werden. »Postal cards have only two advantages, that they are handy for printed circular announcements, and that the can't become dead letters.«[171]

Um die zu übermittelten Nachrichten zu gestalten, konnten die Schreiber auf Ratgeber zurückgreifen. So erschien unter anderem ein Buch mit Postkarten-Versen[172] zu diversen Anlässen. Für einen Ferienaufenthalt empfahl man: »Dies Kärtchen mög' Dir sagen, / Dass wir in diesen Tagen, / Die wir so wohl verbracht, / Auch gern an Dich gedacht!«[173] Von Landpartien konnte man diese Zeile verschicken: »Heut machten wir 'ne Landpartie, / Es war ein Tag, so schön wie nie; / Nun ruhen wir im Wirtshaus aus / Und senden diesen Gruß nach Haus!«[174] Natürlich half man auch den Liebenden aus: »Bin ich auch fern an fremden Ort, / Mein Herz ist stets bei Dir, / Und treu gedenk' ich fort und fort / An Dich, mein Lieb, auch hier!«[175]

Auch in der Literatur bediente man sich der Karten. MARIE VON EBNER-ESCHENBACH (1830–1916) hat den Schriftverkehr einer frisch vermählten jungen Dame in einem Text mit dem Untertitel *Novellchen in Korrespondenzkarten*[176] dargestellt. Die knappen Nachrichten vermitteln dennoch die Erzählung und deren Tragweite. Im Schwank *Der Raub der Sabinerinnen* aus der Feder der

Brüder Franz und Paul von Schönthan (1849–1913, 1853–1905) bringt die Korrespondenzkarte alles in Wanken: zu spät verfasst, Inhalt manipulierend und unrechtmäßig gelesen.[177] Theodor Fontane (1819–1898) nutzte unterschiedliche Facetten der schriftlichen Kommunikation in seinem Werk *Die Poggenpuhls*[178], um die Geschichte zu entwickeln: die Freude und Sorge beim Eintreffen von Briefen, das Aufgeben und Versenden von Korrespondenzen, den Landbriefträger, Pflichtbriefe, Postkarten, Karten wohlüberlegt im Kuvert versendet, das Bedauern bei Erhalt nur einer Karte mit knapper Nachricht.

Die Ansichtspostkarte als wissenschaftliche Quelle

> Briefe schreibt man, Postkarten schickt man.[179]

Der Wert der Karten als historisches Zeugnis ist für unterschiedliche Disziplinen unbestritten. Dabei ist einerseits die Bildseite unerschöpfliche Quelle. Es können damit räumliche Gegebenheiten betrachtet werden, wie z. B. die Ringstraße in Wien[180] oder die Stadt Hamburg[181], bzw. bestimmte Ereignisse wie Kriege geschildert werden[182]. Im medizinhistorischen Bereich hat Axel Hinrich Murken (*1937)[183] mittels Postkarten »einen unübertrefflichen Einblick in die medizinischen, sozialen und architektonischen Bestrebungen«[184] gegeben. Vielleicht kann man beim Betrachten alter »[...] Karten die Atmosphäre einer ganzen vergangenen Epoche heraufbeschwören!«[185] Bereits kurz nach der Einführung der Ansichtspostkarten erkannte man den Wert der Abbildungen. »Die Ansichtskarte lehrt auch manches: Geographie, Lage der Orte, Markenkunde, manche Karten auch Trachtenkunde, Sprache, Schrift und Baustyl. Eine Menge lehrreicher Stoffe!«[186] Eine Nutzung fällt durch aktuellen Mediengebrauch, wie man am Ansichtskartenportal der Österreichischen Nationalbibliothek[187] sieht, leicht. Bei der Betrachtung sollte man jedoch immer im Hinterkopf haben, dass meist danach getrachtet wurde, den »›schönen Schein der Wirklichkeit‹«[188] auf den Karten zu verewigen.

Andererseits kann der geschriebene Inhalt analysiert werden. Die persönliche Note z. B. hinsichtlich der Handschrift spielt bei kurzen Mitteilungen eher eine untergeordnete Rolle. Üblicherweise gibt es einen dreigliedrigen Aufbau: Begrüßung, Nachricht, Verabschiedung. Im Gegensatz zu Briefen ist der Adressatenkreis bei Postkarten oft breit gehalten (z. B. an eine Familie, eine Kollegenschaft). Als wertvoller Beitrag zur Rekonstruktion der Vergangenheit können beispielsweise Sendewege ausgewertet werden.

Begriffe/Definitionen

die Postkarte als [...] zeitlich versetzte[r] Dialog[189]

Postkarten können als »kulturgeschichtliche Dokumente«[190] eingestuft werden. Im philatelistischen Jargon fallen bei deren Bearbeitung häufig folgende Begriffe:

Ansichtskarte
Umgangssprachliche Bezeichnung für Postkarten mit bildlichen Darstellungen. Formal unterscheidet man Ansichtspostkarten und Bildpostkarten.

Ansichtspostkarte
Bei Ansichtspostkarten ist die eine Seite zweigeteilt für Adresse und Mitteilung, die andere Seite steht für bildliche Darstellungen aller Art (Fotografien, Zeichnungen etc.) zur Verfügung.

Bildpostkarte
Bildpostkarten verfügen auf der Vorderseite (Adressseite) über eine Grafik (Bildabdruck) im linken oberen Bereich. Sie werden als amtliche Ganzsache (Ganzsache siehe weiter unten) verausgabt.

Correspondenzkarte/Korrespondenzkarte
Postkarten wurden 1869 unter der Bezeichnung »Correspondenzkarte« als Ganzsachen verausgabt.

Feldpost
Angehörige des Militärs im Einsatz konnten Nachrichten häufig unentgeltlich versenden.

Ganzsache
Bei Ganzsachen ist das Beförderungsentgelt mittels Wertstempel bereits aufgedruckt (z. B. auf die Postkarte oder das Briefkuvert). Es muss also nicht mittels Marke frankiert werden, sondern das notwendige Porto wird bereits beim Erwerb des Datenträgers bezahlt. Zusätzliche Kosten (z. B. für eine Eilsendung) werden mittels zusätzlich aufgeklebter Marke abgegolten.

POSTKARTE

In der Alltagskommunikation versteht man darunter eine Karte (mit oder ohne Bild), die durch den Postversand offene Nachrichten übermittelt, d. h., die Karte ist nicht in einem Kuvert, die übermittelte Nachricht im Prinzip frei lesbar.

POSTWERTZEICHEN

Postwertzeichen sind aufklebbare Gebührennachweise für Leistungen im Bereich des Postwesens (inkl. des alltäglichen Begriffs Briefmarke).

Andrea Praschinger und Eva Maria Mannsberger

Zum vorliegenden Bestand

Die Sammlung

Der Bestand an Ansichtspostkarten wurde von einem privaten Sammler zusammengetragen. Heute ist er im Besitz von Manfred Skopec. Die Karten stellen eine thematische Sammlung dar. Sie sind katalogisiert und generell in einem sehr guten Zustand. Einzelne Beschädigungen betreffen den Bereich der Briefmarke. Die Postwertzeichen wurden offensichtlich für Sammlerzwecke entfernt.

Die Sammlung inkludiert nur Institutionen auf dem Gebiet des heutigen Österreich, es sind acht Bundesländer vertreten (siehe Abb. 5). Allen voran Niederösterreich mit 45 Karten und Wien mit 35 Karten, gefolgt von Oberösterreich mit 28, Steiermark mit 13, Tirol mit neun, Salzburg mit zwei, Burgenland und Kärnten mit jeweils einer Karte.[191]

Der Bestand setzt sich aus 134 Ansichtspostkarten zu 78 medizinischen Einrichtungen zusammen. Diese repräsentieren unterschiedliche Anstaltstypen: Krankenanstalten, Kriegskrankenhäuser (Barackenspitäler), Heil- und Pflegeanstalten, Rehabilitationszentren, Kuranstalten, Sanatorien, Erholungs- bzw. Genesungsheime. Die Ausgestaltung des im weitesten Sinne mit einem Wort bezeichneten Kurwesens, sein Aufstieg gefolgt von seiner Spezialisierung, sind aus dem Kartenmaterial, das nicht der akutmedizinischen Versorgung gewidmet ist, abzulesen. Viele Institutionen hatten im Zentrum des Therapieverständnisses die Medien Luft und/oder Wasser. Letzteres stellte zur Wende des 20. Jahrhunderts ein immer besser wissenschaftlich beforschtes Therapeutikum mit sich ausdehnendem Einsatzgebiet dar. Die Klimatherapie war jenes Mittel, das man den Lungenerkrankungen entgegenzuhalten vermochte – in vielen Fällen der weit verbreiteten Tuberkulose (Tbc).

Die Therapie mit Wasser wird unter anderem von der Kaltwasserheilanstalt Hartenstein (Lfnr. 1) repräsentiert, der Kuranstalt Dr. Werner in Waidhofen/Ybbs (Lfnr. 85) oder dem Sanatorium Dr. Vecsei am Semmering (Lfnr. 74). Beispielhaft für die Lungenheilstätten seien die Heilanstalt Alland (Lfnr. 2–4), die Heilanstalt Hochzirl (Lfnr. 45–47) oder die Lungenheilstätte Baumgartner Höhe (Lfnr. 122 u. 123) angeführt. Sowohl mit Luft als auch mit Wasser wurde etwa im Erholungsheim Judendorf-Strassengel (Lfnr. 49 u. 50) therapiert. Dieses wurde als Wasserheilanstalt unter Berücksichtigung der guten Luft gegründet[192], nach dem Ersten Weltkrieg dann von der Krankenkasse der österreichischen Bundesbahnen als Heilstätte für Tbc-Erkrankte mit Badeanlagen in allen Abteilungen[193], später zum Genesungsheim mit neuem Leistungsspektrum entwickelt[194]. So ist es auch auf der versendeten Postkarte zu lesen (Lfnr. 49).

Verschickt wurden 66 Karten (49,25 %), bei zehn davon wurde das Postwertzeichen entfernt. Wie Poststempel oder Datum belegen, wurden 72,55 % der Karten in der ersten Hälfte des 20. Jahrhunderts aufgegeben (bis inkl. 1949). Die älteste Ansichtspostkarte wurde 1905 von Niederösterreich (Lfnr. 1) nach Wien versandt, die jüngste 1970 von Niederösterreich (Lfnr. 18) ins Burgenland. Von den 66 verschickten Karten[195] gingen 19 an Adressaten im selben Bundesland, 24 in ein direkt angrenzendes – was auf kurze Anreisewege zu den Institutionen schließen lässt. Grund für Letzteres können der Gesundheitszustand, die verfügbaren Mobilitätsoptionen und das Angebot an trägergebundenen Einrichtungen sein.

Für das Verfassen der Karten wurden Bleistifte (25-mal), Tinte (24-mal) und Kugelschreiber (17-mal) verwendet. Wie zu erwarten, wurde Kurrentschrift ausschließlich mit Bleistift oder Tinte geschrieben (33-mal). In der heute bekannten Schreibschrift wurden 32 Karten verfasst, eine Karte zeigt eine Kombination von zwei Nachrichtenteilen, je eine in Schreibschrift und in Kurrentschrift. Zwei sich unterscheidende Schriftbilder deuten auf zwei Absender (Lfnr. 56). Eine als Reim verfasste Nachricht, zugeschnitten auf den Adressaten, ist mit Schreibmaschine aufgebracht (Lfnr. 28) ohne Schlussformel oder Unterschrift. Wohl wollte man sich nicht zu erkennen geben oder der Adressat erkannte den Verfasser aufgrund von Textmerkmalen und/oder Schriftbild.

Der geschriebene Inhalt – Überblick

Bei der inhaltlichen Analyse[196] der übermittelten Nachrichten (69 Karten inkludiert[197]) zeigt sich, dass die Karten in vielen Fällen nicht als knapp gehaltene Grußkarten verschickt, sondern, dem damals meist langen Aufenthalt in medizinischen Einrichtungen geschuldet, zum Austausch umfassender Nachrichten verwendet wurden. Die Analyse der Wortanzahl[198] ergibt, dass die Karten im Durchschnitt rund 40 Wörter (mindestens vier, maximal 92) oder rund 199 Zeichen enthielten. Dies ist auch vor dem Hintergrund der damaligen Kommunikationsmöglichkeiten zu sehen – heute übliche elektronische Medien standen noch nicht zu Verfügung, Telefon für Patienten nur sehr eingeschränkt, wenn überhaupt. War man auf Reisen, konnte man meist aktiv nach Karten für den Versand suchen. Man hatte vermutlich die Wahl zwischen unterschiedlichen Darstellungen. Das Bild konnte den Ausblick in die Natur übermitteln oder die Unterkunft. Vielleicht entschied man sich, eine humoristische Anekdote zu schicken. Im stationären Setting waren die Optionen vermutlich eingeschränkter. Somit sind die Rückschlüsse hinsichtlich des Bezugs Bild–Text weniger stark zu bewerten. Wohl ist jedoch zu bestätigen, dass die Karten aus der jeweils dargestellten Anstalt ausschließlich von Patienten verschickt wurden – oftmals mit den Hinweis auf die Abbildung (z. B. Lfnr. 128: »Vorne siehst du unser Heim.«).

Nach erfolgter Abschrift[199] wurden für die inhaltliche Analyse Aspekte hinsichtlich spezifischer Fragestellungen und wiederkehrender Merkmale mit eindeutigem Codeschema definiert.[200] Die Karten enthielten im Durchschnitt Inhalte aus drei Kategorien. Wie bei Postkarten zu erwarten, waren dezidert Grüße häufig, auch mehrfach bestellt.[201] Wie sehr die Karte als Kommunikationsmittel eingesetzt wurde, zeigt die Tatsache, dass in 13 Fällen auf eine vorangegangene Nachricht Bezug genommen wurde, d. h., die Patienten haben auch Nachrichten an ihren vorübergehenden Aufenthaltsort in der medizinischen Einrichtung erhalten. 15-mal wurde das Schreiben von Nachrichten thematisiert, d. h., zum einen wurden die Adressaten aufgefordert, einem zu schreiben, bzw. möchte man Antwort erhalten. Andererseits war man auch selbstkritisch und hielt fest, dass man selbst öfters schreiben sollte. Vergleichsweise selten wurde nach Besuch gefragt, Besuchszeiten durchgegeben oder das Nachreisen organisiert (insgesamt drei Nennungen). Dies unterstreicht die Bedeutung der schriftlichen Kommunikation mit Verwandten oder Freunden.

Über die Behandlung selbst wurde nur in sieben Fällen berichtet. Viel mehr sprach man die Aufenthaltsdauer an (21-mal). Diese Nachrichten inkludierten den Aufenthaltstag, ein prognostiziertes Ende, Kommentare generell zur Dauer, aber auch den Wunsch, dass man schon gerne heimreisen würde. Noch mehr beschäftigte man sich mit dem eigenen oder dem Wohlbefinden des Adressaten, gab Auskunft über den Verlauf der Behandlungen und das Ansprechen darauf (24 Nennungen).

Wie sehr einem die Postkarten bei der Organisation von Alltäglichem halfen, zeigten 13 Informationen. Auch bestellte man auf diesem Wege Glückwünsche für Namens- und Geburtstage, Feiertage oder Jubiläen, da man eben nicht persönlich gratulieren konnte (sechsmal). Und das Wetter? Neunmal war dies Thema, bei Urlaubskarten ein häufig gebrachtes, zentrales Anliegen – bei stationärer Behandlung eher nebensächlich.

Die Nachrichten vermitteln trotz des Umstandes, dass sie aus medizinischen Einrichtungen geschrieben wurden, grundsätzlich positiv gehaltene Meldungen (Lfnr. 46: »Bin gestern in Hochzirl gelandet. Es ist wunderschön hier«) bzw. den Krankheitszustand vielleicht für alle Beteiligten herunterspielende Mitteilungen (Lfnr. 87: »Ich bin ganz gesund nur liegen muss ich.«). Eine der seltenen negativen Äußerungen betraf das Wetter (z. B. Lfnr. 50: »[...] nur das Wetter lässt zu wünschen übrig.«). Den Gesundheitszustand betreffend wurde punktuell ohne Klagen über belastende Behandlungen berichtet (Lfnr. 25: »Die Serum Behandlung ist ziemlich schmerzhaft und zeitraubend.«). Einzig auf einer Karte (Lfnr. 74) schrieb man über höllische Schmerzen, unter denen gelitten wurde. Schwächt aber gleich ab, dass man mehr unter der Sorge um die Söhne im Kriegsdienst leide.

In den meisten Fällen wurde berichtet, dass man auf dem Weg der Besserung sei (Lfnr. 70: »Mir geht es jetzt schon viel besser.«) bzw. es einem gut gehe (z. B. Lfnr. 50: »Bin hier gut aufgehoben«). Aufgrund der damaligen medizinischen Möglichkeiten wurde im Krankenhaussetting die lange, teils ungewisse Aufenthaltsdauer angesprochen (Lfnr. 86: »es dauert schon eine lange Zeit, bin noch immer hier und weis nicht, wie lange noch«; Lfnr. 88: »[...] teile Dir mit, dass ich noch sehr lange da bleiben muss.«).

Gerade bei den Heilanstalten mit Fokus auf der Tbc-Behandlung war die Verpflegung mit dem Ziel der Gewichtszunahme ein häufiges Thema (Lfnr. 31: »habe erst 1 kg zugenommen in 7 Wochen«). Generell stellte die Versorgung der Patienten für die Leitung der Anstalten eine logistische Herausforderung gerade in Zeiten der Ressourcenknappheit bzw. kostenintensiver Beschaffung dar. Die Patienten würdigten das Engagement folgendermaßen: Lfnr. 128: »Wir haben Samstag Schnitzel gehabt.« Oder Lfnr. 129: »[...] Essen gut und sicherlich 5 Mahlzeiten.«

Dass die Postkarte zur Erledigung und Organisation alltäglicher Anliegen genutzt wurde, zeigen folgende Zitate: In Lfnr. 9 wurde die Lohnauszahlung besprochen, zweimal wurde die Hinterlegung des Schlüsselbundes organisiert (Lfnr. 23 u. 53), und einmal fragte man nach, ob denn auf die Blumen nicht vergessen wurde (Lfnr. 35).

Die Institutionen selbst wurden selten erwähnt. Eine Patientin beschrieb den als groß wahrgenommenen Betrieb (Lfnr. 26: »Jetzt sind 1500 Personen hier dass schwärmt wie in einen Bienenkorb.«). Kaum wurde über andere Patienten, den gemeinsamen Zeitvertreib, das Miteinander im Krankensaal oder auf den

Zimmern berichtet. Einzig ein junger Mann hielt fest (Lfnr. 103), dass er in der Wiener Augenklinik gut angekommen ist und stationär aufgenommen wurde. »Es gefällt mir einstweilen ganz gut aber die zeit wird mir immer lange denn ich liege unter lauter alten Männern.«

Wie bereits angedeutet, erfahren wir wenig über die Behandlungen selbst. Umso spannender sind zwei Karten. Die eine Karte (Lfnr. 90) umfasste für mehrere Tage Notizen hinsichtlich Blutzucker, Harnzucker und Augenbehandlungen. Als Letztes fand sich der Vermerk *Schließgraswurzel*[202]. In der anderen Karte (Lfnr. 98) bat man den Adressaten, einem die »schwarze Schmier mit dem Ross« gegen das Hüftweh zu bringen. Beide Nachrichten wurden aus Krankenhäusern versendet. Vermuten könnte man, dass die Patienten trotz der schulmedizinischen Versorgung die Hausmittel punktuell doch nicht missen mochten.

Mehrfach fanden sich Hinweise, dass man mittels Postkarte auf einen empfangenen Brief antwortete (Lfnr. 69: »Danke für den lieben Brief«) bzw. einen Brief als Antwort erwartete (Lfnr. 128: »Ich freue mich schon auf deinen Brief.«). Man entschuldigte sich für den kurzen Text auf der Postkarte (Lfnr. 2: »Nächstes mal werde ich mehr schreiben.«) oder erklärte, warum man so lange nicht geschrieben habe (Lfnr. 91: »Werdet mir schon verzeihen das ich so lange nicht geschrieben hab, ich war bis 27. im bet«). Sicherlich war es für Patienten anstrengend, lange Texte zu verfassen. Da war eine Postkarte leichter zu schreiben als eine üblicherweise umfassendere briefliche Nachricht.

Fasst man die auf den Postkarten übermittelten Inhalte zusammen, so erkennt man den bedeutenden Wert der Karten als Kommunikationsmittel. Kranke haben an Angehörige geschrieben, dass sie gut versorgt und behandelt werden, Erholungsuchende haben die erfrischende Wirkung des Aufenthalts gemeldet, Liebende haben einander Nachrichten zukommen lassen, und Soldaten haben sich bei Freunden und Familie gemeldet.

Die Karten an sich

Beachtenswert ist die Ansichtspostkarte der Kaltwasserheilanstalt Hartenstein (Lfnr. 1). Sie trägt noch die Bezeichnung »Correspondenzkarte« (siehe Abb. 4). Im Mittelpunkt steht hier die bildliche Darstellung auf der Rückseite, der Raum für die Nachricht musste dem Bild abgerungen werden (siehe Abb. 3). Die Teilung der Vorderseite in Adress- und Nachrichtenfeld ist noch nicht umgesetzt. Die Karte steht somit mitten in der Umgestaltung von Korrespondenzkarte zu Ansichtspostkarte und vereint Elemente beider Kartentypen.

Eine der klassischen »Gruß aus ...«-Karten befindet sich in diesem Bestand, Lfnr. 2 (siehe Abb. 6). Dieser Kartentyp hatte jedoch eher bei den Urlaubsdestinationen einen Gutteil der Kartenformate ausgemacht und ist bis heute beliebt. Eine humoristisch gestaltete Karte findet sich ebenfalls. Jene pries die Therapieerfolge im Institut Zeileis[203], Gallspach, an (Lfnr. 20, siehe Abb. 1). Auch dieser Kartentyp stellte und stellt einen bis heute gerne verwendeten Rahmen dar. Auf den Karten Lfnr. 23 und 30 ist ein eigener Gallspach-Poststempel zu finden (siehe Abb. 2). Die Post erlaubte sich, für Werbezwecke den ein oder anderen Zusatzstempel anzubringen, so gesehen auf Lfnr. 70 (siehe Abb. 10) oder Lfnr. 86 (siehe Abb. 11). Unter den Karten finden sich auch solche, die der Feldpost zugeordnet werden können. Diese sind nicht mittels einer Briefmarke freigemacht worden, sondern ein Vermerk »Feldpost« findet sich im rechten oberen Bereich der Karte. Dies betrifft insgesamt fünf Karten für den Ersten und den Zweiten Weltkrieg (siehe z. B. Abb. 7).

Natürlich wollte sich die jeweilige Institution auf der Karte präsentieren. Zumeist wurde dies mit Ansichten der Gebäude erreicht; wenn gegeben, mit einem aussagekräftigen Hintergrund/Panorama wie bei Lfnr. 69[204] (siehe Abb. 9). Deutlich seltener standen auf den Abbildungen die Behandlung, kranke Personen, Ärzte oder die Pflege im Mittelpunkt wie bei Lfnr. 61 (siehe Abb. 8).

Quellenkritik

Der Bestand an Postkarten wurde vor dem Hintergrund medizinischer Einrichtungen zusammengetragen, ohne regionale oder inhaltliche Kriterien zu berücksichtigen. Es soll und kann damit kein repräsentatives Gesamtbild aller medizinischer Institutionen dargestellt werden. Die Anzahl der Karten pro Anstalt steht nicht in Relation zu den jeweils verfügbaren bzw. belegten Betten. Weitere Kommunikationswege, etwa solche umfassenderer Briefe, konnten nicht nachgezeichnet werden.

Im Zuge dieser Arbeit war es möglich, die Inhalte der geschriebenen Karten zu analysieren. Etwaige Aufenthalte oder Berichte über Patienten seitens der Institution wurden nicht recherchiert. Eine mögliche Zensur durch die Hände der Mitarbeiter kann nicht ausgeschlossen werden. Nicht vergessen werden sollte, dass Kommunikation auch von Patienten an die Institution vorkommt. Im Idealfall meldeten sich Patienten nach Verlassen der Einrichtung mit einem Dankschreiben zur weiterhin gut verlaufenden Genesung; aber auch Beschwerden konnten eintreffen.²⁰⁵ Der Aspekt des Kommunikationsweges retour an die Anstalt konnte im gegenständlichen Projekt nicht berücksichtigt werden.

Bei allen versandten Karten ist davon auszugehen, dass diese von Patienten verschickt wurden. Dies vor dem Hintergrund, dass selbstverständlich auch die Mitarbeiter der Institutionen diesen Weg der Kommunikation für ihre Nachrichten verwendet haben – in Ermangelung von neutralen Postkarten haben sie vielleicht auch mal zur Ansichtspostkarte der Anstalt gegriffen.²⁰⁶

Andrea Praschinger und Manfred Skopec

Wasser

Denen, die in dieselben Flüsse steigen, fließen immer neue Wasser zu und (immer neue) Seelen entsteigen dem Nass.[207]

Das Wasser[208]

Ariston men hydor[209]

Die Beschäftigung mit Kuren und dem Einsatz von Wasser zur Therapie bringt grundsätzlich eine Auseinandersetzung mit dem Wasser selbst, seiner Bedeutung und Nutzung bzw. seinem Nutzen mit sich.

Wasser ist für viele Personen heutzutage etwas Selbstverständliches. Verbreitet ist der jederzeit verfügbare Zugang zu sauberem und je nach Bedarf warmem oder kaltem Wasser. Ebenso üblich ist sein regelmäßiger Einsatz zur Körperpflege und die umsichtige Entsorgung bzw. Wiederaufbereitung. Ein Blick in der Geschichte zurück sowie die aktuelle weltweite Situation zeigen ein anderes Bild.

Die Menschen siedeln sich in/um/am stehenden oder fließenden Gewässer an. Dabei spielt nicht nur der lebensnotwendige Aspekt eine Rolle, sondern auch die oft magische Wirkung. Leute vermögen stundenlang an einem Steg zu sitzen und den Blick/die Gedanken schweifen zu lassen. In der Freizeit sucht man im Winter wie im Sommer häufig die Nähe zum Wasser: ein Badeurlaub, das Durchwandern einer Klamm, Eislaufen, Angeln, Abkühlung durch Schwimmen sowie Eis-Essen uvm. In der Urlaubsplanung ist Wasser häufig das Ziel (z. B. Meer, Thermalquelle, Seebad, Schiffsreisen) und stellt somit einen wichtigen Wirtschaftsfaktor dar. Aber nicht nur im Bereich des Tourismus lebt man vom Wasser, unterschiedlichste Bereiche nutzen das Wasser in der einen oder anderen Form (z. B. Fischerei, Transport, Sägewerke, Mühlen). Die Kraft des Wassers wird zum Antrieb von Maschinen bzw. bei der Stromerzeugung (Wasserrad, Turbine) genutzt. Ganze Industriezweige müssen ob des Produktionsablaufs die Nähe zum Wasser suchen (z. B. Textilbranche, Papiererzeugung). Mit Wasser kann man vielfältige Möglichkeiten umsetzen: die Zeit messen (Wasseruhren) ebenso Wünsche unterstreichen und danken, indem man Münzen in einen

Brunnen wirft – eine gern tradierte Gepflogenheit; in früheren Zeiten wurden Burggräben und Zisternen angelegt. Man hat Orgeln und Uhren mit Wasser betrieben oder sich an unerschöpflichen Brunnen versucht.

In unzähligen Lebenslagen und Situationen profitierten und profitieren wir vom Wasser (z. B. als Gieß- und Löschwasser, als Wärmespeicher), es kann aber auch Gefahr bedeuten. Ein Zuviel davon in Form von Regen, Unwettern, Überschwemmungen und Tsunamis kann lebensbedrohlich sein, ebenso wie der Konsum von vergiftetem bzw. verunreinigtem/verschmutztem Wasser (z. B. Durchfall, Typhus, Cholera). Bei Kälte erfordern Glatteis, die Gefahr des Einbrechens im Eis oder ein Zuviel an Schnee (Verwehungen, Lawinen) besondere Vorsicht. Wasser kann aber auch aktiv gegen Menschen gerichtet werden, bei der Verwendung von Wasserwerfern oder bei der Verbannung auf sogenannte Gefängnisinseln (z. B. Robben Island, Südafrika).

Wasser hat eine zentrale Rolle in der täglichen Ernährung, beim Trinken bzw. Zubereiten von Speisen, weiters ist es auch wichtig für die Erhaltung des Lebensraums für Tiere und in der Landwirtschaft, um die Fruchtbarkeit der Felder zu gewährleisten. Je nach Land und Gegebenheiten ist die Verfügbarkeit, Bereitstellung und Ver- bzw. Entsorgung des Wassers organisiert; teils von öffentlicher Hand, teils privat: Es kann eine Einzelperson oder eine Dorfgemeinschaft Wasser holen gehen bzw. einen gemeinsamen Brunnen graben oder eine Millionen-Großstadt meistert die Herausforderung, Wasser rund um die Uhr für Privathaushalte sowie Industriebetriebe bereitzustellen.

Ein Bericht von UNICEF und WHO zeigt, dass im Jahr 2010 weltweit über 780 Millionen Menschen ohne Zugang zu sauberem Trinkwasser lebten.[210] Weiters haben knapp weniger als die Hälfte aller Menschen weltweit Zugang zu Wasser aus Wasserleitungen, sind also auf das Wasserholen aus Brunnen, auf Oberflächengewässer oder Wasserlöcher/-stellen für den täglichen Gebrauch angewiesen.[211] Zwei Drittel (4 Milliarden Menschen) der Weltbevölkerung leiden mindestens einen Monat pro Jahr unter Wasserknappheit.[212]

Die Bedeutung des Wassers, seine Kostbarkeit, spiegelt sich häufig in der Gartengestaltung wider. Im Kleinen (z. B. Privathäuser) wie im Großen (z. B. Taj Mahal, Indien) nehmen Brunnen, Seen, kleine Biotope oder dekorative Vogeltränken als gestaltende Elemente maßgeblichen Einfluss darauf, Wasser in der einen oder anderen Form zu präsentieren. Grotten sind allerorts Anziehungspunkte mit mystisch-faszinierender Aura und werden gerne erkundet. Auch Städte legen großen Wert darauf, Brunnen als Element in das Stadtbild einzubauen. Wien verfügte 2014 über 54 Monumental- und Denkmalbrunnen.[213] Darüber hinaus prägen viele Brunnenanlagen, die in früheren Tagen im alltäglichen Gebrauch standen, das Stadtbild. Sie sind Blickfang, wirken sich positiv auf die unmittelbare Umwelt aus und bringen soziale Vorteile mit sich.[214]

Mit der Nutzung des Wassers geht die Ingenieurskunst einher, die vor allem in der Antike Bemerkenswertes vollbrachte. So war der Transport von sauberem Wasser für die Versorgung der Stadtbevölkerung von den Griechen und Römern bereits implementiert. Aquädukte[215] zählten zu den baulichen Meisterleistungen. Eine Kunst, die Jahrhunderte später erst wieder erlernt werden musste, wie ein Blick auf die Stadt Wien zeigt. Bis zur Eröffnung der I. Wiener Hochquellenleitung 1873 musste man auf Brunnen, lokale Wasserleitungen, Lieferungen von Wassermännern[216] bzw. Wasserweibern[217] und für einige Jahrzehnte bei Hofe auf die Wasserreiter[218] zurückgreifen, ohne je wirklich ein suffizientes Niveau zu erreichen. Den Bewohnern einer Großstadt mit diesem Bauvorhaben inkl. 30 Aquädukte quellfrisches Wasser bereitzustellen war und ist damals wie heute keine Selbstverständlichkeit. Wie sehr das über rund 100 km zugeleitete Wasser benötigt und geschätzt wurde, zeigen auch die Zeilen aus dem Gedicht *Hochquell* von SAMUEL RITTER VON MOSENTHAL (1821–1877) zur Eröffnung: »Drum, Sohn der Alpen, sei uns hochwillkommen, / Du Labequell, nach dem wir durstig schrie'n, / Mit off'nen Armen sei uns aufgenommen, / Du majestät'scher Saft in uns'rem Wien«[219].

Wasser tritt nur selten in benötigter Quantität und geforderter Qualität genau dort zu Tage, wo man es braucht. Man musste und muss es erschließen, ihm folglich nicht nur einen vorgegebenen Weg schaffen und es leiten, sondern es an ein bestimmtes Ziel auch pumpen bzw. heben, sei es durch Muskelkraft, Wind oder selbsttätige Anlagen.[220] Ingenieure schufen imposante Staumauern und betteten ganz Flüsse um. Die Wasserversorgung eines ganzes Landes wurde kürzlich von der UNESCO als Weltkulturerbe ausgezeichnet[221]: Im Oman sorgen seit Jahrhunderten die Rinnen (ober- und unterirdisch) für eine Verteilung des Wassers. Das Bewässerungssystem (Aflaj) ist zentral für das karge Land und wird auch umsichtig bis heute betreut. Man ist fast geneigt zu sagen, dass die Menschen seit Jahrhunderten versuchen, das Wasser zu verwalten. Wird es zu blauem Gold aufsteigen oder hat es diesen Status schon erreicht?

Wasser wird in der Zuschreibung häufig als »Heilmittel« gesehen, welches einem »die gütige Natur«[222] gibt. Man kann mit Wasser auch positiv auf den Körper einwirken bzw. es einem Medikament gleichsetzen, wird es nun innerlich oder äußerlich angewendet. Wie im nachfolgenden Kapitel noch gezeigt wird, gab es intensive Diskussionen, ob die Anwendung von kaltem oder die von warmem Wasser zielführender sei. Man kann Wasser in unterschiedlichen Aggregatzuständen einsetzen (als Wasserdampf oder Eis), und man kann es mit Zusätzen versehen. Bei der Applikationsform steht eine Bandbreite zur Verfügung, von Duschen mit unterschiedlichem Wasserdruck/-strahl über Teil- bzw. Vollbäder bis zu den Wickeln, in früheren Tagen mitunter auch dem Klistier.

Hunderte Sintflut-Geschichten sind aus diversen Kulturen übermittelt.[223] Schöpfungsmythen bedienen sich vielfach des Wassers.[224] In vielen Religionen wird das Wasser, häufig geweihtes Wasser, mit Funktion, Zweck bzw. Symbolisierung bedacht. So gibt es Taufbäder, Weihwasser, reinigende Tauchbäder oder aber heilige Flüsse und Quellen. Mal wird der ganze Körper untergetaucht, mal werden Körperteile wie Hände oder Füße benetzt oder man wird mit Wasser besprengt. Am Ende des Lebens findet sich die Leichenwäsche. Als Schutz vor den Gefahren des Wassers fungieren Heilige, so bei den Christen unter anderem der HL. JOHANNES VON NEPOMUK (um 1345–1393), oft auch als Brückenheiliger bezeichnet. Er wurde von der Karlsbrücke in Prag auf Befehl des Königs in die Moldau gestürzt.[225] Grund hierfür soll das Festhalten des Priesters am Beichtgeheimnis gewesen sein. Zu den volkstümlich bzw. religiös tradierten Bädern mit besonderer Wirkung zählen die Maibäder an Walpurgis und die Johannisbäder[226] zur Sommersonnenwende[227], aus früherer Zeit sind auch Brautbäder bei Vermählungen bekannt, genauso wie das Stiften von Bädern (Seelenbäder)[228].

Der Wasserkult vor der Zeit der Griechen und Römer meinte eine Verherrlichung/Heiligung des Wassers und findet sich bis heute bei der Huldigung von Brunnen bzw. Quellen wieder (»Bründln«). Man schuf Wallfahrtsorte, die mit Bräuchen, Legenden oder Sagen in Verbindung gebracht wurden. Häufig sind den Quellen Kirchen bzw. Kapellen angeschlossen, es gilt die Verknüpfung mit einem bestimmten Heiligen und die Einschränkung der Wirkung auf einige wenige Krankheitsbilder. Aus der Vielzahl weltberühmter Stätten und eher lokal bekannter sei hier die Bründlkapelle, zur Pfarre Groß-Siegharts gehörend, im Waldviertel genannt. Diese im Wald gelegene Kapelle ist samt der Quelle Ort für die Verehrung der heiligen Maria, das Wasser verspricht Hilfe, besonders bei Augenleiden.

Wasser – als Quelle des Lebens also? »Es ist nicht so, dass man dich zum Leben braucht: Du selbst bist das Leben! [...] Du bist der köstlichste Besitz dieser Erde«[229] – mit diesen Worten beschreibt ANTOINE DE SAINT-EXUPÉRY (1900–1944) das Wasser. So, wie es jemand erlebt, der, dem Verdursten nahe in einer Umgebung geprägt von Hitze und Trockenheit, bereit ist, für einen Tropfen Wasser den letzten Schritt zu machen. Der antike Gelehrte THALES VON MILET (um 624–um 547 v. Chr.) ging in seinen Anschauungen so weit, das Wasser als Ursprung unserer Welt bzw. aller Dinge zu bezeichnen – ein Aspekt mit philosophischer Komponente.[230] JOHANN WOLFGANG VON GOETHE[231] (1749–1832) deutet in der ersten Strophe seines Gedichts *Gesang der Geister über den Wassern*[232] den Kreislauf zwischen Himmel und Erde an. Dabei vergleicht er die menschliche Seele mit dem Wasser.

Schwimmen, Waschen, Baden – Wasserscheue?

> Der Nepomuk uns das Wasser macht,
> dass uns ein gutes Frühjahr lacht. (Bauernregel)

In der Antike war das Schwimmen Teil der gediegenen Allgemeinbildung, so leitet sich auch die leicht abfällige und heute in abgewandelter Form noch genutzte Bemerkung »Er kann weder schwimmen noch lesen« her.[233] Dass das Erlernen des Schwimmens keine Selbstverständlichkeit war und neu entdeckt werden musste, bewies 1538 der deutsche NIKOLAUS WEINMANN (1510–ca. 1550). Seine Publikation *Colymbetes, sive de arte natandi dialogus*[234] thematisiert in Dialogform die Kunst des Schwimmens. Nachdrücklich wird darauf hingewiesen, dass es eine Kunst sei, da diese Fertigkeit nicht angeboren ist, sondern erlernt werden muss. Ebenso deutlich wird im Gespräch herausgearbeitet, dass man sich durch die Beherrschung dieser Kunst in einer überall möglichen Notsituation im Wasser selbst helfen kann. Schwimmen soll also nicht zum Gaudium erlernt werden, sondern zur Unfallverhütung. JOHANN CHRISTOPH GUTSMUTHS[235] (1759–1839) forcierte den Schwimmunterricht. Der Pädagoge verschrieb sich neben seinen klassischen Unterrichtsfächern auch der strukturierten Förderung von Bewegung bei den Schülern – eine Anstellung an der Salzmannschen Erziehungsanstalt (Deutschland) kam dem den Ansichten Rousseaus[236] folgenden Lehrer entgegen. In seinem erstmals 1793 erschienenen Werk *Gymnastik für die Jugend* widmete er bereits einen Abschnitt dem Baden und Schwimmen[237], ließ dem aber 1798 noch eine rein der Schwimmkunst gewidmete Veröffentlichung[238] folgen und stellte ebenso den Gedanken der Vermeidung von Unglücken durch das Nichtbeherrschen des Schwimmens an vorderste Stelle[239]. In dieselbe Kerbe schlägt 2014 ein Bericht der Weltgesundheitsorganisation.[240] Jede Stunde sterben mehr als 40 Personen durch Ertrinken weltweit. Grund genug, diese durchaus vermeidbare Todesursache in den Mittelpunkt zu rücken und global Präventionsmaßnahmen zu forcieren.

Betrachtet man die Stadt Wien, so kann man als Meilenstein in der Erholung am Wasser die Regulierung des Donaustroms nennen, die 1875 die sogenannte Alte Donau schuf.[241] Nachdem man einige Jahre das Potential dieses neu geschaffenen Gewässers nicht erkannt hatte, entwickelte sich ein bis heute genutztes Naherholungsgebiet. Als prägende Persönlichkeit sei FLORIAN BERNDL (1856–1934) genannt, der durch Beobachtung der Situation (Lebens- und Arbeitsbedingungen in der Großstadt) in der Natur das Heil des Menschen sah und für die Umsetzung seiner Ideen im Gebiet an der Alten Donau die perfekte Örtlichkeit fand. Der große Zulauf gab ihm Recht, führte aber auch zur Beendigung des Pachtvertrags und somit seines dortigen Angebots.[242] Die beschriebene Nutzung der Donau zum Schwimmen stellte keine Selbstverständlichkeit dar, waren doch im 17. Jahrhundert aus moralischen und sittlichen Bedenken und Befürchtungen der Gesundheitsschädlichkeit Erlässe zur Unterbindung ergangen.[243] Später sollte man ebenso immer wieder auf das Badeverbot an der Donau hinweisen, stellte die Gefahr in den Mittelpunkt der Argumentation und bot mit Verweisen auf bestehende Badehütten bzw. Bäder Alternativen.[244] Weiters gab es immer wieder Initiativen und Angebote zum Erlernen des Schwimmens. 1813 eröffnete die k. k. Militär-Schwimm-Anstalt, welche auch von der zivilen männlichen Bevölkerung genutzt werden konnte[245], ab 1831 eine Damenschwimmschule[246]. Für Kinder schuf Wien 1917 das erste Kinderbassin als Vorläufer der Kinderfreibäder, deren viele im Stadtgebiet, vorrangig in Parks, erreichtet wurden.[247] Motive für das unentgeltliche Angebot waren auch in der Prophylaxe und Hygiene zu finden. Die Wiener Bevölkerung nutzte aber den Fluss auch stromaufwärts außerhalb der Stadtgrenze, begünstigt durch die Franz-Josefs-Bahn. Unter anderem prägte das Strombad Kritzendorf ab 1903 als sommerlicher Hotspot die Erholung im Grünen und am Wasser.[248]

Schwimmen muss immer in den Kontext der Zeit gesetzt werden. Wie sah man grundsätzlich den menschlichen Körper, wie viel Haut durfte man zeigen? Diese Wertenormen mündeten in Badevorschriften (z. B. nach Geschlechtern getrennte Badeeinheiten). Regional waren unterschiedliche Ausprägungen akzeptiert, so schreibt ein Frankfurter Arzt, der 1851 unter anderem die Bäder Wiens und der Umgebung besuchte:

> Absonderlich sind auch die Schwimmbäder in Wien, so in Baden und Vöslau, große klare Schwimmbassins, in denen die Herren und die Jugend lustig umher plätscherten, während Mütter und Schwestern, jung und alt, gemütlich am Rand auf bequemen Sesseln saßen und behaglich dem paradiesischen Treiben zusahen. In Baden saßen beide Geschlechter in langen Hemden beisammen im Wasser und hatten kleine schwimmende Schemel vor sich, mit allerlei Nötigem befrachtet.[249]

Parallel zum Schwimmen in der Freizeit entwickelte sich eine Strömung[250], die kostengünstigen und niederschwelligen Zugang zu regelmäßiger, ganzjähriger Körperpflege, vor allem für die Arbeiterschaft bieten wollte – Bäder in privaten Wohnungen waren im ausgehenden 19. Jahrhundert die Ausnahme. In Wien, 7. Bezirk, wurde im Dezember 1887 das erste öffentliche Volksbad[251] aufgesperrt. Nicht der Luxus, sondern die Funktionalität stand im Vordergrund. Gegen minimalem Kostenersatz konnte man nach Geschlechtern getrennt ein Brausebad benutzen. Zur damaligen Zeit eine Erfolgsgeschichte, auch deshalb, weil die Standorte der vielen noch folgenden Einrichtungen dieser Art so gewählt wurden, dass die Zielgruppe diese unmittelbar erreichen konnte, und weil außerdem günstige Öffnungszeiten zur Nutzung einluden. Überflüssig wurde dieses Angebot im letzten Drittel des 20. Jahrhunderts, als speziell Altbauwohnungen entsprechend nachgerüstet worden sind.[252]

International betrachtet, kann man viele bis heute erhaltene ähnliche Traditionen aufzählen. In Japan unterscheidet man zwischen sogenannten Onsen, das sind Bäder, die mit warmem/heißem Quellwasser gespeist werden und eher der Erholung dienen, und dem Sento, einem Badehaus. Dieses wurde im ersten Schritt als Ort der alltäglichen Körperreinigung (z. B. Duschen, Rasieren) genutzt, an die sich ein entspannendes Bad im warmen Wasser anschloss.[253] Was in Skandinavien die Sauna ist, gibt es in Russland als Banja, in der Türkei als Hamam, um nur einige Beispiele zu nennen. Allen gemeinsam ist, dass neben den reinigenden, therapeutischen Zielen vor allem der soziale Kontakt als gewünschter Nebeneffekt gerne angenommen wird. Es wird somit eine Kombination aus Erholung, Entspannung, Körperpflege und Therapie erzielt.

Das Jorgerbad[254] in Wien-Hernals wurde 2014 100 Jahre alt und stellt somit das älteste noch bestehende Hallenbad der Stadt Wien dar, damals ob der Bauweise, des Kinderbeckens, der aufgehobenen Geschlechtertrennung und der ganzjährigen Nutzungsmöglichkeit innovativ. Es umfasst nicht nur ein Becken zum Schwimmen, sondern bis heute wird für die Körperpflege das Angebot an Brause- und Wannenbädern weitergeführt – ein Relikt aus jener Zeit, wo Bäder in Privatwohnungen nicht üblich waren. Der Standort, dem noch viele in Wien folgen sollten, war strategisch gewählt. Der erst einige Jahre zuvor eingemeindete Bezirk war ein flächen- und einwohnermäßig großer, mit viel Zuzug von Arbeitern. Er war wasserreich – der Alsbach verläuft unter dem Bad – und brachte die Tradition des Badens mit. So bestand seit 1879 das private Bezchleba-Bad an gleicher Stelle, ebenso wie nachfolgend das private Kinderfreibad im Pezzlpark. Der heutige Name des Bades ist ein von der Bevölkerung geforderter, lehnte sie doch die neue Bezeichnung »Hernalser Badezentrum« nach der Generalsanierung im letzten Drittel des 20. Jahrhunderts ab. Die namensgebende Jörgerstraße selbst heißt nach dem Adelsgeschlecht der Jörger, das sich auch im burgenländischen Bad Tatzmannsdorf findet.[255]

Ein Spezifikum stellten die aufgrund ihrer Bauart pompösen Hallenbäder privater Betreiber dar, deren saisonale Nutzung Mitte des 19. Jahrhunderts so außergewöhnlich wie gewinnbringend war. In der warmen Jahreszeit konnte man das Hallenbad zum Schwimmen nutzen. In den kalten Monaten war der Badebetrieb aus wirtschaftlichen Gründen (z. B. enorme Heizkosten) eingestellt, das Wasserbecken abgedeckt und zum Konzert- bzw. Ballsaal umfunktioniert. Beispiele für diese Doppelnutzung sind das Dianabad[256] oder das Sophienbad in Wien.[257]

Die Körperpflege selbst wurde über die Jahrhunderte unterschiedlich gelebt und mit verschiedenen Ritualen belegt. Die jeweilige Einstellung zur Wirkung von Wasser hat die Art der Körperpflege mitbeeinflusst. Mal herrschte die Vorstellung, über das Wasser drängen schlechte/krankheitsverursachende Stoffe in den Körper ein, mal die, das Wasser könne diese Stoffe abwaschen, und eine Zeit lang zogen es bestimmte Kreise vor, schlechte Gerüche mit Puder und Parfüm zu übertünchen. Oder aber die Aufmerksamkeit galt voll und ganz der sauberen Kleidung[258], weniger einer reinen Haut. Es sollte reichen, die Haut trocken sauber zu reiben. Die baulichen Voraussetzungen für eine tägliche, umfassende Körperpflege (Duschen, Baden) in Wohnungen bzw. Häusern sind historisch gesehen in unseren Breiten ein eher junges Phänomen, das wiederentdeckt werden musste. Dies auch vor dem Hintergrund, dass man oft wöchentlich, monatlich oder nur zu den hohen kirchlichen Feiertagen ein Bad für notwendig erachtete. KATHERINE ASHENBURG fasst die Entwicklung bis 1950 so zusammen: »[…] we managed to get ourselves back to roughly where the Romans were two millennia ago.«[259]

Die Griechen, von den orientalischen Hochkulturen inspiriert, prägten als Erste eine Badekultur.[260] Zur Hochblüte gebracht wurde dieser Bereich jedoch von den Römern. Sie mussten außergewöhnliche Bauwerke schaffen, um ihrem großen Enthusiasmus für das Baden Raum zu geben. In der Geschichte finden sich kaum Vergleiche für die Leidenschaft der Römer für das Bad.[261] Dazu formten sie ein umfassendes Konzept und eine entsprechende Technik, Wasser zu befördern (reines in die Städte hinein bzw. schmutziges wieder hinaus). Dies ermöglichte den Ausbau eines wahren öffentlichen und privaten Bäderkultes[262] im gesamten weitläufigen Reich bis an die äußersten Grenzen. Es entstanden rund um das Kernthema »Körperpflege« Zentren, in denen sich das gesellschaftliche und kulturelle Leben abspielte.[263] Die Bandbreite des umfassenden Betriebs bot Superlative in unterschiedlichen Bereichen: Fußboden- und Wandheizungen,

Baderäume mit unterschiedlichen Temperaturen, eine ausgeklügelte Lüftungstechnik sowie edle Ausstattung mit Mosaiken und Skulpturen.[264] Im Jahre 410 n. Chr. zählte man in Rom elf Aquädukte, die 1212 Brunnen, elf kaiserliche Thermen und 926 öffentliche Bäder bedienten.[265]

Das Ende dieses Bade-Kultes ist auch mit der Unterbrechung der Aquädukte durch die Goten 537 n. Chr. und somit mit dem Mangel an Wasser zu erklären.[266] Das gesamte Römische Reich betrachtet, blieb diese Badetradition zum Teil bis ins 7. Jahrhundert erhalten, je nach Verfügbarkeit von Wasser, eingearbeitetem Personal, Heizmaterial oder simpel und einfach je nach den Erwartungen neuer gesellschaftlicher Gruppen oder neuer Religionen.[267] Es sollte Jahrhunderte dauern, bis das Level an technischen Möglichkeiten für die und die Einstellung zur Körperpflege wieder erreicht wurden.

Im religiösen Setting finden wir neben Wasser-Askese auch Wassernutzung.[268] Der Ordensgründer BENEDIKT VON NURSIA (um 480–547) gab Klosterregeln aus, die an mehreren Stellen das Bad bzw. Wasser thematisierten.[269] Im Kloster St. Gallen wurden mit der Schaffung einiger Badstuben die Vorgaben entsprechend umgesetzt.[270] Gebadet wurde aber auch in den Burgen. Sicherlich, es war um einiges mühevoller bei der generellen Wassersituation auf Burgen ein eigenes Badehaus zu betreiben, aber wenigstens eine Badestube oder eine einfache Holzwanne erfüllten ebenso den Zweck.[271] Tragisches in Verbindung mit einem Baderaum trug sich 1045 auf Burg Persenbeug in Niederösterreich zu. KAISER HEINRICH III. (1017–1056) nahm einen Termin auf der Burg wahr. Beim gemeinsamen Abendessen aller Festgäste gab ein den Boden stützender Pfeiler nach, der Boden brach ein. Einige Gäste fielen in den darunter liegenden Baderaum, man musste nicht nur Verletzte, sondern auch Todesopfer beklagen.[272]

Das Badehaus wurde im Mittelalter eine Institution für die umfassende Versorgung im Bereich des Badens, der Körperpflege, verbunden mit dem Angebot, kleine chirurgische Eingriffe vornehmen lassen zu können, begleitet von einem sozialen Aspekt. Menschen nahmen dieses Konzept über Jahrhunderte an, Krisen wie beispielsweise die Brennstoffknappheit oder Seuchen (z. B. Syphilis) erschwerten den Fortbestand. Das Ende führte jedoch die Aufklärung herbei. Die alten Lehren wurden hinterfragt und das Kaltbaden propagiert.[273]

Einen interkulturellen Einblick bot SALOMON SCHWEIGGER (1551–1622), der in seiner Profession als Prediger eine Delegation des habsburgischen Hofes nach Konstantinopel begleitete. Die Eindrücke publizierte er in einer 1608 erschienenen Reisebeschreibung.[274] Das 33. Kapitel des zweiten Buches widmet er »den schönen Badstuben zu Constantinopel und dem Gebrauch darinnen«. Er vergleicht diese mit den Hypokausten der Griechen und Römer und findet, dass die Besucher diese »nicht so schimpfflich wie die Teutschen«[275] nutzen. Zum einen wird nach Geschlechtern getrennt gebadet, zum anderen sind die Badenden »fein züchtig und erbarlich«[276] bedeckt. Dabei zeigt sich, dass es in der Tradition des Badens im Orient keinen Bruch gegeben hat. Zuvor brachten bereits die Teilnehmer der Kreuzzüge neue Erfahrungen im Umgang mit der körperlichen Hygiene zurück in die Heimat.

HIPPOLYT GUARINONI (1571–1654) hat sich als Haller Arzt nicht nur der Medizin inklusive der öffentlichen Gesundheit, sondern auch der Moral – geprägt durch seinen katholischen Glauben – verschrieben. In seinem umfassenden Werk *Die Grewel der Verwüstung Menschlichen Geschlechts*[277] thematisiert er an mehreren Stellen den Gebrauch des Wassers[278]: das Baden, Waschen und Schwimmen, aber auch den Umgang in Badehäusern. Die Sauberkeit der Bäche und Flüsse ist ihm ein Anliegen. Er berichtet explizit, dass Handwerker am Samstag ein Bad nehmen, um Schweiß und Gestank abzuwaschen. Er spricht aber nicht nur vom institutionellem Wasserbad, ergänzt durch kleine medizinische Vorteile[279], sondern auch vom Schweißbad (Schwitzbad), Dampfbad oder auch dem Wildbad.[280] Am Betrieb des Badhauses selbst übt er Kritik, bezeichnet dieses als »Schandhaus«[281], ereifert sich über die Bademägde und die Tatsache, dass die Gäste nur in leichter Bekleidung eintreffen. Der intensiven Behandlung, beispielsweise dem übermäßigen Schröpfen, erteilt er eine Absage[282], empfiehlt Bewegung und körperliche Ertüchtigung[283].

Es folgte eine Zeit, in der man den Kontakt mit Wasser tunlichst mied, aufgrund der Befürchtung, Krankheitserreger könnten über die Haut in den Körper eindringen. Seuchen erschwerten die Einordnung in Richtig und Falsch. Das Wasser kam zurück, jedoch zuerst in der Behandlung von medizinischen Anliegen. Als es hierdurch positiv besetzt wurde, traute man der reinigenden Kraft wieder über den Weg. Von baulicher Seite her musste jedoch vieles getan werden, um diesem neu gewonnenen Bedürfnis nachzukommen. Vor allem in den Städten musste eine Müll- und Abwasserentsorgung eingerichtet sowie die Zuleitung und Verteilung von sauberem Wasser angelegt werden. Danach folgte die Entwicklung von der öffentlichen Wasserbereitstellung bzw. -nutzung hin zur individuellen. Letzteres ermöglichte die Körperpflege in einem eigenen Raum der Wohnung, dem Badezimmer.[284] Das dafür bereitgestellte Zimmer wurde mit immer mehr Grundfläche und immer umfassenderer Ausstattung bedacht, so dass ein Badezimmer heute ein zentrales Element einer Wohnung bzw. eines Hauses ist, wo nicht nur Reinigung, sondern Erholung geboten wird.[285]

Wie sieht es mit der Zuständigkeit des Staates aus, inwieweit soll/muss hier zentral eingegriffen werden? JOHANN PETER FRANK (1745–1821) übte seinen

Beruf als Arzt, Forscher und Lehrer bzw. Organisator nicht nur ärztlicher Curricula aus, darüber hinaus sah er aber die Metaebene des Gesundheitswesens. Persönliche Verluste ihm nahestehender Personen ebenso wie das Erkennen vermeidbarer Fehler und das Wahrnehmen von abwendbaren Missständen hielten ihn an, über Jahre hinweg ein mehrbändiges Werk herauszugeben. In seinem *System einer vollständigen Medicinischen Polizey* finden sich Strategien, wie der Staat für seine Untertanen besser sorgen kann. Im Subtext liest man dabei etwas Rousseau und die Ablehnung von religiös begründeten Krankheitsursachen/-therapien, jedoch auch die Vorteile für den Staat selbst heraus.[286] Sein Ziel war folgendes: »Das Elend des Volkes, den fruchtbarsten Mutterboden der Krankheiten, von unseren Landen forttreiben!«[287] Und er gab in seinem Werk die Anleitung, wie man dies aktiv beeinflussen konnte, auch das Wasser bedenkend.[288]

Therapie mit Wasser – äußerlich

[…] so sollte man wahrlich glauben, in Deutschland säßen in den Sommermonaten alle Menschen in Badewannen oder würden von mineralischen Najaden gesäugt. Ja, wenig fehlt, daß manche Badeverwaltung an den Eingang oder an die Landesgrenzen einen Trompeter stellt, der der Menschheit beständig ein »Memento bibere et lavari« in die Ohren blasen soll […].[289]

Daß die Natur den Menschen zu ihrem Lieblinge erkoren, beweiset sie unter andern auch dadurch, dass sie überall wo sie im Conflikte seines Lebens ihm Uebel bereiten mußte, auch die Mittel zu Tage gefördert, durch die er sich heilend oder lindernd überzeugen möge, daß er in Leiden und Freuden doch immer als Mensch an dem treuen Mutterbusen der Natur ruhe.[290]

Mit diesem Zitat wird ein Kapitel zum Theresienbad, einem kalten Schwefelbad, eingeleitet. Damit wollte man die positive Wirkung des dortigen Wassers auf den Körper unterstreichen – sei es nun, dass man das Wasser trinkt, sei es, dass man darin badet. Generell wird unterschieden, ob man »normales« Wasser oder Heilwasser einsetzt.

So sehr das Wasser für die Lebenserhaltung notwendig ist und für die Freizeitgestaltung genutzt wird, so sehr wird es auch zum Training, zur Mobilisierung, Rehabilitation, Therapie und Vorsorge eingesetzt, ähnlich einem Medikament. Dass Wasser genutzt, heiße Quellen frequentiert und zielgerichtet verwendet wurden, kann für die früheste Zeit nachgewiesen werden, auch bei Tieren ist dies zu beobachten.[291] Die bauliche Manifestation und strukturierte Nutzung kann den Griechen zugeschrieben werden, in der Folge von den Römern übernommen und weiterentwickelt. In sogenannten Asklepieia, dem Heilgott Asklepios gewidmeten Kultstätten, ging es zum einen um die Reinheit von Körper und Seele, zum anderen um medizinische Behandlung von Erkrankungen. Die weit verbreiteten Anlagen waren meist außerhalb der Städte[292], man nutzte klimatisch günstige Gegenden mit guten (Thermal-)Quellen und steckte ganze Bereiche für diese Institution ab. Behandelt wurde mit religiösen und schwach wirksamen ärztlichen Mitteln. Ein Aufenthalt konnte gut und gerne mehrere Wochen dauern. Das Behandlungsspektrum liest sich wie ein Portfolio unserer Zeit: Wasserbehandlung, Massage, Einsatz von Salben, Ölen, Entspannung, Bewegung, Unterhaltung uvm.[293]

Das Wiederaufleben der Bedeutung des Wassers, seine positive Besetzung sowie wissenschaftliche, medizinische Erforschung und Nutzung ist ein Prozess, der sich über Jahrhunderte erstreckt hat. Dazu haben unterschiedlichste Personen, zu Beginn meist Einzelkämpfern, oft keine Ärzte, beigetragen. Im Folgenden werden einige aus vielfältigen Bereichen und Epochen vorgestellt.[294]

PARACELSUS (Theophrastus Bombastus von Hohenheim, um 1493–1541) wird mitunter als streitbarer Zeitgenosse bezeichnet, der sich nicht an Grenzen oder Normen halten, sondern frei denken wollte. Er reiste fast rastlos von einem Wirkungsort zum nächsten und übte seine sich durch exzellente Diagnostik und Therapie auszeichnende Heilkunst aus. Nicht nur das, er forschte auch. Paracelsus analysierte Wasser – er war überzeugt, dass dieses unterschiedliche Bestandteile enthalten kann. Ein Wissen, dass Ärzte seiner Meinung nach haben sollten. Deswegen beschrieb er unterschiedliche Bäder (z. B. Gastein) und gab Anweisung zu deren Gebrauch.[295] In seiner Abhandlung über Bad Pfäfers (Schweiz) zeigt sich sein Zugang – seine Erklärungen vereinen und verschränken die Philosophie, die Bergwerkskunde sowie den Glauben und gipfeln in der Aussage, dass »Gott sein eigen composita[296] verordnet«[297]. Aus der Vielzahl seiner Werke soll das *Liber de Nymphis*[298] hervorgehoben werden. Keineswegs dafür belächelt, schreibt Paracelsus über Elemente (Wasser, Erde, Feuer, Luft), über Elementargeister (Nymphen, Sylphen, Pygmaei, Salamandrae) und deren Lehre. Die vielfache Rezeption dieser Ansichten bringt HEINRICH HEINE (1797–1856) auf den Punkt: »Er [Paracelsus] ist Naturphilosoph in der heutigen Bedeutung des Ausdrucks.«[299]

Was den Nutzen des Bades betrifft, so kann man auf das Werk von JOHANN DRYANDER[300] (1500–1560) verweisen, einem in Hessen wirkenden Gelehrten.[301]

In der Medizin ist er besonders aufgrund seiner anatomischen Arbeiten bekannt, steuerte aber auch mit der Schrift *Vom Eymsser Bade / was natur es in ihm hab. Wie man sich darinn halten soll. Auch zu was kranckheit es gebraucht soll werden*[302] einen bedeutenden Beitrag zum Wandel in der Bewertung und Nutzung des Quellwassers bei. Was die Gesundheit betrifft, hatte er für jeden Monat Empfehlungen – beispielsweise gab sein Kalender vor, dass man im Mai warm baden sollte.[303]

Dass Kur und Brunnen bekannt und verankert waren, zeigt HANS JAKOB CHRISTOFFEL VON GRIMMELSHAUSEN (um 1621–1676) in seinem Roman *Der abenteuerliche Simplicissimus*. Er lässt seinen Helden einen guten Schwimmer sein.[304] Wasser für Therapiezwecke ist ihm bekannt, er kennt unzählige Brunnen und Flüsse[305], kommt selbst auf einer Wallfahrt in einen Kurort[306] und sieht die Kurgäste kritisch[307]. Auch erkennt er, dass man mit einer heilenden Quelle einen kostbaren und gewinnbringenden Schatz in seinem Besitz hat.[308] Mehrfach werden Ärzte sowie Apotheker ob ihrer Habgier kritisch gesehen.[309] Grimmelshausen beschreibt in diesem Buch auch das Wasser mit seinen unterschiedlichen Inhaltsstoffen[310], weiters lässt er Paracelsus auftreten[311].

Als Fürsprecher für das Baden in kaltem Wasser machte sich der englische Arzt JOHN FLOYER (1649–1734) einen Namen. In seiner *Psychrolousia*[312] gibt er zuerst einen geschichtlichen Abriss und argumentiert, warum das Baden in kaltem Wasser sinnvoll ist. Anschließend werden Krankheiten und Anwendungsgebiete aufgezählt und mit Fallbeispielen belegt. Die Rückkehr des Wassers unterstützte ein weiterer englischer Arzt. RICHARD RUSSELL (1687–1759) verschrieb sich der Anwendung von Meerwasser und publizierte 1750 seine Ideen in lateinischer Sprache[313], bald folgte eine ebenso erfolgreiche, nicht autorisierte Übersetzung ins Englische, auf die Russell mit einer eigenen, ergänzten Version reagierte.[314] Er beschrieb darin zuerst die Anwendungsgebiete von Meerwasser und brachte danach Fallbeispiele aus seiner Tätigkeit. Als Ort für seine Anwendungen wählte er Brighton. Es folgte eine erfolgreiche Phase an Behandlung mit Meerwasser.[315] Kein Arzt, aber trotzdem in dieselbe Kerbe schlagend wie seine Landsleute war der Priester JOHN WESLEY (1703–1791)[316]. Er verfasste ein 1747 erstmals aufgelegtes, viel gelesenes Nachschlagewerk. Im Vorwort schreibt Wesley, dass wir verlernt haben, uns bzw. unseren Nächsten bei medizinischen Anliegen selbst zu helfen. Doch ginge das in vielen Fällen, wenn wir uns nur auf die über Jahrhunderte tradierten, von der Natur gegebenen Mittel besännen. Oft reichten einfache Mittel aus, die nicht teuer gekauft werden müssen.[317] Es folgen über 800[318] medizinische Problemstellungen und meist mehrere Behandlungsmöglichkeiten. Wasser nimmt dabei eine besondere Rolle ein, da es zu Therapiezwecken, aber auch zur Prävention in unterschiedlichen Anwendungen (äußeren und inneren) empfohlen wird.[319] Wesley findet sich als Prediger mehrfach in TOBIAS GEORGE SMOLLETTS[320] (1721–1771) viel gelesenem Werk *Humphry Clinkers Reise*[321]. Der von diversen Krankheiten gepeinigte Held unternimmt mit Verwandten eine Reise zu einigen namhaften Bädern Englands und Schottlands (z. B. Bath, Scarborough). Menschliche und medizinische Anliegen werden unterhaltsam dargestellt, humoristische Momente kommen dabei nicht zu kurz. Smollett verfasste nicht nur Unterhaltungsliteratur. Als gelernter Arzt, selbst ernsthaft an der Lunge erkrankt, publizierte er einige Werke[322], um die seiner Ansicht nach zielführende Nutzung von klarem Wasser zu stützen. Das Bad im (Meer-)Wasser ließ er sich auch auf Reisen nicht nehmen, sorgte bei den Einheimischen für Staunen, wurde aber auch kopiert und fand beispielsweise in Nizza Nachahmer[323]. Generell waren ihm Sauberkeit sowie persönliche Reinheit ein Anliegen, und er dokumentierte und bewertete die diesbezüglichen Zustände, die er auf seinen Reisen in andere Ländern vorfand.[324]

In Wien war es der Arzt PASQUAL JOSEPH RITTER VON FERRO (1753–1809), der neben vielen positiven Aspekten seiner Schaffenszeit (z. B. Organisation der Kuhpockenimpfung in Österreich, Restrukturierung des Rettungsdienstes bzw. des Bestattungswesens) auch das Kaltbaden im Flusswasser propagierte. So eröffnete er 1781[325] ein im fließenden Wasser der Donau verankertes Badefloß. In Kästen setzte man sich für die verordnete Zeit dem kalten Wasser aus, sollte damit den schwachen Körper abhärten bzw. von bestimmten Krankheiten geheilt werden.[326] Ferro scheute nicht vor Anpreisung seines Angebots in der *Wiener Zeitung* zurück.[327]

Katherine Ashenburg sieht Vorteile in dieser Nutzung, denn dieser Gebrauch des Wassers und der Kurorte brachte eine positive Besetzung des Themas »Wasser« mit sich und half die negative Einstellung der vorangegangenen Jahrhunderte überwinden. Man stufte das Wasser nun nicht mehr als gefährlich, sondern als Gesundheit bringend ein.[328]

Die Basis für eine moderne wissenschaftlich fundierte Wasserbehandlung bereitete unter anderem JOHANN VON OPPOLZER (1808–1871), der als viel geachtete Persönlichkeit der Wiener Medizinischen Schule Badekuren forcierte, aber auch seine Schüler entsprechend förderte. Diese schufen Wegweisendes: JOSEF SEEGEN[329] (1822–1904) verschrieb sich der Balneologie, WILHELM WINTERNITZ (1835–1917)[330] der Hydrotherapie.[331] Beiden gemeinsam ist ein forschungsgeleitetes Arbeiten, d. h. ein Streben nach wissenschaftlicher Analyse und Beweisführung. Nicht mehr Brunnengeister sollten das Wasser zum wirksamen Mittel machen, sondern eine fundierte Analyse erklärte die Bestandteile und deren Wirkung.[332]

Seegen studierte in Prag und Wien Medizin,[333] ging dann für einige Jahre nach Paris. Er erlernte bei Claude Bernard (1813–1878) und der Pariser Schule den systematischen Zugang zu medizinischen Fragestellungen. Ebenfalls setzte er sich mit der Geologie auseinander.[334] Es ergab sich anschließend eine für seine Ambitionen im Bereich der Balneologie fruchtbare Konstellation: Seegen ließ sich in Wien und Karlsbad[335] nieder, praktizierte den Sommer über als Arzt in diesem tschechischen Kurort, hörte Josef Wilhelm Löschner[336] (1809-1888) und betrieb in den restlichen Monaten seine Forschung in Wiener Laboren. Es folgten 1854 seine Habilitation und 1859 die Ernennung zum Extraordinarius der Heilquellenlehre, beides an der Universität Wien.[337] Wie sehr Seegen für eine auf Forschung beruhende Balneologie und damit ihre Anerkennung in der Medizin kämpfte, zeigt sein Engagement bei der Herausgabe der *Blätter für wissenschaftliche Balneologie* als Beilage zur *Wiener Medizinischen Wochenschrift*[338], die es nur auf zwei Nummern bringen sollte. Er war 1856 Gründungsmitglied des *Vereins für Heilquellenkunde in Österreich*[339] und verfasste das zweiteilige Standardwerk für Balneologie[340].

Winternitz wird als Begründer der Hydrotherapie gesehen und stellte die Weichen für die physikalische Therapie.[341] Nach Ende seines Medizinstudiums 1857 war er für drei Jahre in Prag als Arzt tätig, ehe er zur Marine ging. Auf See behandelte er die an einer von Fieber begleiteten Erkrankung leidende Mannschaft, nachdem die Medikamente zur Neige gingen, höchst erfolgreich mit Wasser und verfolgte diesen therapeutischen Ansatz weiterhin. Nach Ende der Tätigkeit auf See ging Winternitz ab November 1861 für vier Monate nach Gräfenberg[342], um dort Antworten auf seine Fragen zur Behandlung mit Wasser zu bekommen. Er kehrte jedoch enttäuscht zurück, war aber auch motiviert, nun erst recht die Wasserbehandlung zu erforschen.[343] Denn bereits beim Aufenthalt am Gräfenberg hatte er dort mit Experimenten Daten erhoben. Oppolzer animierte ihn zur Fortsetzung seiner Arbeit.[344] Seiner einschlägigen Habilitationsschrift folgte ein unermüdlicher Einsatz für die Hydrotherapie[345], der 1897 mit einem Lehrauftrag, zwei Jahre später mit dem ersten Lehrstuhl für Hydrotherapie an der Wiener Universität Würdigung fand.[346] Für die praktische Unterweisung seiner Studierenden ging er erst ins Wiener Kaiserbad, später in die Poliklinik, deren Mitbegründer er war. Dort wurde 1872 durch sein Engagement eine klinische, hydrotherapeutische Abteilung mit ambulanter sowie stationärer Behandlung geschaffen; es war somit auch ein Umfeld für wissenschaftliche Forschungsarbeiten errichtet.[347]

Therapie mit Wasser – innerlich

> The empire [Austrian Empire] is made up of health resorts; it distributes health to the whole world. Its waters are all medicinal. They are bottled and sent throughout the earth; the natives themselves drink beer.[348]

EUCHARIUS OERTEL (1765–1850)[349] führte in seinem Buch zur Geschichte der Wasserheilkunde wahrlich einen Feldzug gegen alkoholische Getränke. »Wasser allein thut schon Alles, was ein Getränk zu thun hat. Kunstgetränke, die mit vielen Geistigkeiten versehen sind, hat die Natur zu täglichem Gebrauche keineswegs bestimmt.«[350] Viele andere Autoren[351] schlagen in dieselbe Kerbe und preisen das Wasser als Getränk für den alltäglichen Gebrauch an, der Alkohol wird verteufelt.

Diese Diskussion muss man vor dem Hintergrund sehen, dass in früherer Zeit das Wasser, pur getrunken, aufgrund von Verschmutzung immer auch Infektionsquelle sein konnte und es gesünder war, maßvoll behandelte[352] Getränke (z. B. Wein oder Bier) zu konsumieren. Dass selbst ein Ritter einer Finte bedarf, um sich mit Wasser zu kurieren, zeigt KAISER MAXIMILIAN I. (1459–1508). Im Versroman *Theuerdank*, womöglich vom Kaiser mit verfasst, lag der Held fiebrig ohne Besserung trotz Behandlung der Gelehrten darnieder, bis er seinen Diener anwies, ihm einen Krug kalten Wassers zu bringen. Er trank und genas, nicht preisgebend, dass dieses Wunder das Wasser vollbrachte.[353]

Eine besondere Form des Wassertrinkens ist der zielgerichtete Einsatz des Konsums von Mineralwässern. In Kurorten ist es die nachweisbare Zusammensetzung des Mineralwassers, die besondere Wirkung bringen soll, bei den heiligen Quellen reichen oft schon Legenden aus, um durch den Genuss des Wassers positive Effekte zu erwarten. In vielen Fällen wurden Trink- und Badekuren kombiniert, jedoch auch einzeln angewendet. Das heilbringende Wasser wurde aber auch weiter verarbeitet und dann dem Versand übergeben. So umgesetzt im oberösterreichischen Bad Hall. Die dort entspringende jodhaltige Salzquelle wurde gegen Erkrankungen der Schilddrüse (umgangssprachlich althergebracht »Kropf«) verwendet. Man buk mit dem Wasser Brot (»Kropfbrot«)[354] und versandte so die Heilwirkung in die umliegenden Region.

Die Mineralwässer wurden zum Teil auch gemischt, beispielsweise mit Molke. Molke ergänzte, pur oder verrührt mit den Wässern, die Kuren bzw. stellte eine eigenständige Behandlungsart dar.[355] Damit wurde manch schwer bekömmlicher Brunnen eher konsumierbar bzw. konnte man die negativen Aspekte der Milch umgehen. Wichtig bei der Gewinnung des Rohstoffes Milch war, dass die

Tiere auf besonders günstigen, mit vielen Kräutern durchzogenen Wiesen sich frei bewegen und fressen konnten. Man kannte unterschiedliche Molkenarten, variierte bei der Menge und Dauer des Konsums und konnte damit unterschiedlich auf den Körper für eine Vielzahl von Beschwerden einwirken – was insgesamt eine kompetente Begleitung durch einen Arzt verlangte.[356]

Es bedurfte aber auch immer wieder Vorgaben für den Versand des Wassers. Wenn die Eigentumsverhältnisse bzw. die Verwaltung einer Quelle nicht geregelt waren, so hatte dies, neben allen anderen Konsequenzen, negative Auswirkungen auf den Ruf. Beispiel dafür ist die Quelle in Rogaška Slatina (ehem. Rohitsch-Sauerbrunn, Steiermark) im 17. und 18. Jahrhundert. Als die medizinische Wirkung evident und der Bedarf an Flaschenversand spürbar wurde, ergab sich eine derart ungünstige Konstellation, dass sogar gefälschtes Rohitscher Wasser in Umlauf gebracht wurde.[357] In Hall, Oberösterreich, sah man sich genötigt, über die Badeordnung das Versenden des Wassers zur regeln. Einerseits verkauften Personen, die nur ihren Gewinn im Auge hatten, einen mit normalem Wasser verdünnten Brunnen, was natürlich zum Nachteil der Wirksamkeit war, andererseits wurde das Wasser in hölzernen Behältern in Umlauf gebracht, was die Qualität deutlich beeinträchtigte.[358]

Trinkhallen und Trinkbrunnen wurden zum Treffpunkt der Kurgäste, dementsprechend standen diese Bauten architektonisch im Mittelpunkt und wurden oft prächtig ausgestaltet. In der Früh führte meist der erste Weg zum Brunnen, galt der Morgen[359] doch als ideale Zeit zum Konsum des Wassers.

> Wenn daher das gemeine Brunnenwasser schon ein so großes Heilmittel wider so viele Krankheiten [...] ist, so darf man sich nicht wundern, wenn die sogenannten Mineralwässer [...] sich in Heilung der Krankheiten besonders ausgezeichnet haben; so darf man sich nicht wundern, wenn man an ihre Quellen wie an Wallfahrtsorte seine Zuflucht genohmen, und sie auf hundert und mehr Meilen verführt hat.[360]

National sowie international war der Brunnenversand eine eigene Größe. Das Abfüllen und Verschicken der Mineralwässer hatte seinen größten Aufschwung im 19. Jahrhundert. Zu lösen gab es das praktische Problem des Versandmediums, d. h., Flaschen aus geeignetem Material und einen entsprechenden Verschlussmechanismus zu finden.[361] Die Herausforderungen des Brunnenversands zeigte im 16. Jahrhundert JACOBUS THEODORUS (auch Tabernaemontanus genannt, um 1525–1590). In seinem dem Wasserschatz gewidmeten Werk[362] diskutierte er im 7. Kapitel den richtigen Umgang beim Versand des Wassers, immer mitbedenkend, dass die Geister des Wassers möglichst bewahrt werden sollten.

Festgehalten möchte er auch wissen, dass es zwar immer besser sei, den Brunnen vor Ort zu konsumieren, es aber verständlich sei, wenn man zu Behandlungszwecken versendetes Wasser nutze, weil man nicht anreisen kann.

Der englische Schriftsteller und Politiker FRANCIS BOND HEAD (1793–1875) beschrieb[363] das uhrwerkmäßig organisierte Treiben in Niederselters, einem der Orte für Brunnenversand. Der Betrieb beeindruckte durch rasche Abfüllung der braunen Tonflaschen, deren sorgfältigen Verschluss, das Ineinandergreifen von 15 Schritten, die mit geübten Handgriffen von unzähligen Arbeitenden ausgeführt wurden, so dass die Flaschen schnell versandbereit waren. Nachdem selbst die Flaschen vor Ort erzeugt wurden, empfand Head diese als prägendes Symbol der Gegend[364], möchte aber nicht die zentral Rolle und Bedeutung des Wassers hintanstellen[365]. 1832 wurden rund 1,3 Millionen Flaschen für den Export abgefüllt. An manchen Orten wehrte man sich gegen den Versand der Brunnen, fürchtete man doch ein Ausbleiben der Kurgäste. So verbot Karlsbad im 18. Jahrhundert den Brunnenversand und stellte die Verstöße unter Strafe.[366]

Die Abgabe der Mineralwässer fand in eigens dafür eingerichteten Lokalitäten statt. So wurde ab 1818 in der Wiener Kur-Anstalt/Trinkkuranstalt die Nutzung des damals vor den Stadtmauern liegenden Glacis, später ebendeswegen Wasserglacis genannt, zur Naherholung mit dem becherweisen[367] Ausschank von Mineralwasser verbunden. Zur Wahl standen anfangs drei Wässer (Marienbader-, Selters- und Egerwasser), deren Konsum man im Vorfeld mit einem Arzt abklären sollte.[368] Ganze Gebinde an Mineralwasser wurden in einem Keller in der Spiegelgasse der Wiener Innenstadt verkauft. Die Nachfrage in der Dependance schien groß gewesen zu sein, da man gar in der Zeitung verlautbarte, dass die Wässer nun wieder verfügbar wären.[369] Das Handels- und Gewerbe-Adressbuch 1863 verzeichnet acht Unternehmen der Sparte »Mineralwässer« in Wien[370], schon 1787 finden sich zwei solcher »Niederlagen mineralischer Wasser«[371] mit einem interessanten Vermerk verzeichnet: »Alle diese Wasser sind von der hiesigen medicinischen Facultät untersucht, auch ist jeder Krug und Flasche versiegelt.«[372] Um das Glacis entwickelte sich ein reges Leben. Strukturiert eingebunden wurde dieses Gebiet mit der Neugestaltung der Stadtgrenzen (Abtragung der Stadtmauern, Anlegen der Ringstraße). Es wich dem heutigen Stadtpark (1. und 3. Wiener Bezirk), statt der Trinkkuranstalt öffnete man 1867 den bis heute bestehenden Kursalon[373].

Neben den Verkaufslokalitäten, die eher einem Ausschank entsprachen, fanden sich die Mineralwässer auch in Apotheken. »[...] natürliche und künstliche Mineralwässer sowie deren Trockenprodukte [Anm. APR: Tabletten, Salze etc.] wurden dort entweder frei verkauft oder auf Rezept abgegeben.«[374] Bei der medizinischen Nutzung variierte man bei der Temperatur der getrunkenen Wässer ebenso wie bei der konsumierten Menge pro Tag. Bedeutend für die therapeutischen Überlegungen waren die Inhaltsstoffe (Spurenelemente, Mineralien), die man ansonsten früher kaum zuführen konnte.[375] Apotheker trugen auch zur Erschließung sowie Analyse von Quellen bei und engagierten sich bei der Herstellung von künstlichen Mineralwässern.[376] Der deutsche Arzt und Apotheker FRIEDRICH STRUVE (1781–1840) nimmt hierbei eine besondere Stellung ein. Zur Behandlung seiner bei einem verunglückten Laborversuch erlittenen Verletzungen reiste er nach Karlsbad und Marienbad, setzte nach der Rückkehr die Therapie mit versendeten Wässern fort. Er war aber unzufrieden mit deren Qualitätsverlust, bedingt durch den Transport. Von da an widmete er sich der getreuen Nachbildung der Wässer, basierend auf exakter Laborarbeit[377] – womit er über Jahrzehnte hinweg höchst erfolgreich war. Es wurden Bereitungsanstalten sowie Trinkanstalten und Trinkgärten in vielen weit verstreuten Städten (z. B. Dresden, Leipzig, Berlin, Köln, Brighton, St. Petersburg, Odessa, Riga) eröffnet, mit dem Ziel, »dem Kurgast jeden Becher in demselben vollkräftigen Zustande wie an der Quelle zu verabreichen«[378]. Standen die künstlichen Wässer nun in Konkurrenz zum jeweiligen Original? »In Wirklichkeit wurden die künstlichen Mineralwässer eine unbeabsichtigte Reklame für die bedeutenderen Kurorte, denn die Kranken mußten sich sagen, wenn schon die nachgemachten Wässer wohltätig wirken, welche heilkräftige Wirkung müssen erst die natürlichen ausüben.«[379]

Für die Notwendigkeit künstlich hergestellter Mineralwässer wird mit folgenden Tatsachen argumentiert: »nur wenigen unter der großen Zahl von Kranken gestatten ihre häuslichen, gesellschaftlichen und vor Allem ihre pecuniären Verhältnisse den Besuch der oft weit entlegenen Quellen«[380]. Wenn eine akut zu behandelnde Krankheit auftritt, kann man auch außerhalb der Kursaison mit künstlichem Mineralwasser einwirken.[381] Weiters könne man ohne natürliche Schwankungen und rein produzieren.[382] Die Kosten für den Transport und seine negativen Effekte auf die Wässer entfallen.[383]

Die Mineralwässer waren und sind ein Wirtschaftsfaktor. Bereits in der ersten Hälfte des 19. Jahrhunderts versandte man die Gleichenberger Brunnen von Wien über Szeged bis Triest.[384] Heute finden sich viele Quellen in den Einkaufsregalen nicht wegen der besonderen Zusammensetzung und Heilwirkung, sondern meist als einfacher Durstlöscher. Das eine oder andere Produkt kann aufgrund seines eigentümlichen Geschmacks unterschieden werden. Das Wasser als Getränk lässt uns einfach nicht los. Über Wasserbars, die eben keine alkoholischen Getränke im Angebot haben, führt der Weg zum Mineralwasser angereichert mit unterschiedlichen Geschmacksrichtungen und Benefits.[385] Das Mineral- und Quellwasser ist derzeit mit der Mineralwasser- und Quellwasserverordnung[386] geregelt, Heilwässer fallen in den Zuständigkeitsbereich des Arzneimittelgesetzes.[387] Bis heute häufig verwendet wurde der Begriff *Säuerling*. Laut Verordnung handelt es sich dabei um ein natürliches Mineralwasser mit mehr als 250 mg/l natürlichem Gehalt an Kohlendioxid.[388]

Neben dem Wasser wurden gerne auch Oblaten verzehrt. In vielen Kurorten werden sie bis heute verkauft. Diese aus einfachem Teig zwischen heißen Eisen hergestellten dünnen Platten finden vielfach Anwendung: in der Kirche als Hostien, bei Apothekern als Hülle für Arzneien, als Siegelmaterial bei Dokumenten oder eben in der Backstube – entweder als Zutat oder eigene Kreation mit unterschiedlichen Geschmacksrichtungen.

Wasser in Sprache und Kunst

[…], alles wäscht, badet – schreibt, die halbe Literatur schwimmt in Wasser![389]

Die immense Bedeutung des Wassers spiegelt sich auch in unserem alltäglichen Sprachgebrauch wider; tunlichst sollte man das Auf-dem-Trockenen-Sitzen vermeiden, hofft, dass einem ein anderer nicht das Wasser reichen kann, und im Idealfall fließt bis dahin noch viel Wasser die Donau hinab bzw. gräbt einem jemand nicht das Wasser ab. Kann man seine Hände in Unschuld waschen, wenn jemandem der Hahn zugedreht wurde?! Jedenfalls kann man kein Wässerchen trüben! Würde man nicht gerne von einem Jungbrunnen trinken? Will man sich austauschen, trifft man sich beim Bassenatratsch. Seine Projekte sollte man in trockene Tücher bringen, anstatt ins Schwimmen zu geraten – jedenfalls sollte man sich immer über Wasser halten und ruhiges Fahrwasser anstreben und nicht zu nahe am Wasser gebaut sein. Ob Sie Wellen schlagen wollen, bleibt Ihnen überlassen. Nie die Sogwirkung unterschätzen, nicht ins Trudeln geraten und darauf schauen, dass einem die Felle nicht davon schwimmen! Nicht so gerne werden wir ins kalte Wasser geworfen, die stillen Wasser sind tief, jedoch kochen alle nur mit Wasser. Manch einer ist mit allen Wassern gewaschen, eine Erkenntnis, die vielleicht Wasser auf den Mühlen bedeutet. Flüsse kehren nicht zu ihren Quellen zurück. Die Zeit verrinnt, bei Ebbe in der Kasse mangelt es an Überfluss, vielleicht sollte man Volldampf auf ein anderes Ziel nehmen, um nicht Schiffbruch zu erleiden. Auf zu neue Ufern, werfen Sie Ballast über Bord, lassen Sie sich das Ruder nicht aus der Hand nehmen. Steuern Sie den Hafen der Ehe an.

Der bekannte Spruch »Wenn der Brunnen trocken ist, erkennt man den Wert des Wassers« wurde von BENJAMIN FRANKLIN (1706–1790) in seinem Lehrroman *Der arme Richard* als Allegorie auf maßvolles Leben verwendet.[390]

Das Bade- und Kurwesen hat einen massiven literarischen Niederschlag gefunden. So gab es Ratgeber zum Reisen an sich[391], Berichte über Kur- und Badeorte von Laien, aber auch Medizinern, die Vorzüge von Landschaft, Brunnen und Luft würdigend, und natürlich wurde in sowie über Orte bzw. Wasser geschrieben. Aber auch das Wasser selbst war und ist Thema. So werden in einem Kinderbuch hygienische Zustände in früherer Zeit thematisiert, mittels Astrologie Naturereignisse (z. B. Sintfluten oder Regen) vorhergesagt.[392] JANE AUSTEN (1775–1817) pries die Vorzüge der Seeluft und des Bades.[393] Ein im England des 19. Jahrhunderts spielender Roman erlaubte es sich sogar, Leute, die Wasser nicht routinemäßig zur Körperhygiene nutzen bzw. die Gegebenheit dazu in der Wohnsituation nicht vorfinden – insbesonders die Vorfahren sind angesprochen – als die »Großen Ungewaschenen«[394] zu bezeichnen.[395] In Goethes *Faust II*[396] wurden Feuer und Wasser häufig als Metaphern eingesetzt, ein berühmtes Zitat stammt daraus.[397] Autobiografisches verarbeitete MARK TWAIN[398] (1835–1910) in seinem Roman über die Abenteuer von Tom Sawyer und Huckleberry Finn. Er wurde selbst von seiner Mutter, die sich vom neuen Trend zur Wassertherapie anstecken ließ, behandelt.[399] Nun ließ er Tom Sawyer die unterm Strich nicht erfolgreiche Tortur mit Wasser erdulden. Tante Polly wollte nur das Beste für den von Kummer geplagten Jungen und wandte die aus den Gesundheitszeitschriften entnommenen Ratschläge bei ihm an.[400] Eine Quelle selbst kann den Schauplatz für die Heilung, auch bei nichtphysischem Gebrechen, bieten, so gezeigt bei der Thermalquelle Vöslau.[401] Eine Gegend mit Moor und Heilquellenwasser eignet sich auch als Bühne für einen Kriminalroman.[402] Viele Mythen ranken sich um Seeungeheuer, überdimensional große Lebewesen, die zumeist nichts Gutes bringen. HOMER (um 800 v. Chr.) ging mit seinen Schilderungen über die Macht des Meeres, der Nymphen und Sirenen voran. Sein Held Odysseus durchlebte und bewältigte diese Herausforderungen auf der Reise heim nach Ithaka.[403]

Auch die Heilstätten selbst bieten immer wieder den Rahmen für literarische Werke. So spielt THOMAS MANNS (1875–1955) Roman *Der Zauberberg*[404] in einer Schweizer Lungenheilstätte und erlaubt es, den gesundheitlichen Aspekt, wohl aber auch die Person des Hans Castorp in ihrem Sein und ihrer Entwicklung zu zeigen. Dem gegenüber steht das von THOMAS BERNHARD (1931–1989) gezeichnete, durch sein eigenes Erleben beeinflusste Bild von Krankheit, Krankenanstalten, Lungenheilstätten bzw. Sanatorien. In seinen Werken[405] urteilt er kritisch über medizinische Einrichtungen (z. B. Lungenheilstätte Baumgartner

Höhe, Wien; Landeskrankenhaus Salzburg; Erholungsheim in Großgmain; Lungenheilstätte Grafenhof, St. Veit im Pongau), deren interne Abläufe sowie die Behandlung und Betreuung der Patienten. Zum Drama auf emotionaler Ebene wird der Erholungsaufenthalt am Semmering für einen heranwachsenden Jungen in STEFAN ZWEIGS (1881–1942) *Brennendem Geheimnis*[406]. Der Knabe, auf der Suche nach einem väterlichen Mentor, nimmt den Umgang seiner Mutter mit einem Urlaubsgast wahr – deutet und bekämpft diesen. FERENC MOLNÁR (1878–1952) nutzt das Setting eines Badeortes, um gesellschaftskritisch den Hochadel und die Abgrenzung des eigenen Standes zu Lasten der Liebe aufzuzeigen.[407] SCHOLEM ALEJCHEM (1859–1916) beschreibt die aus Warschau angereisten Badegäste in Marienbad. Briefe und Telegrammen zwischen dem Heimat- und Kurort stiften da und dort Verwirrung.[408] Wahre und erfundene Geschichten, List und Tücke, Verrat und Tratsch bestimmen den Alltag in Marienbad – ein Ort, der für vieles dienen muss, sei es die Suche nach einem Ehepartner, sei es das Verfolgen der Spielleidenschaft. Nur die Kur, die scheint den Betroffenen lediglich Vorwand zu sein, sind sie ja eigentlich gesund. Alejchem hat durch seine eigene Erkrankung mehrere Kurorte aufgesucht. Er treibt in diesem Roman die Gesellschaftskritik mit pointierten Formulierungen auf die Spitze. Der Roman *Abschiedswalzer*[409] von MILAN KUNDERA (1929–2023) zeigt in einem Badeort unterschiedlichste Dramen auf. An einigen wenigen Tagen treten unglückliche Beziehungen, Eifersucht, Wertenormen, Arbeitsethos sowie ein politisches System ins Rampenlicht und werden kritisch beleuchtet. Kann es bei so einer Liste von Problemen hinter der Fassade eines schönen Badaufenthalts eine gute Wendung für die individuellen, aber doch auch verwobenen Schicksale der Akteure geben? Ähnlich dramatisch wird die Situation an einem Badeort nahe Wien von ARTHUR SCHNITZLER im Schauspiel *Freiwild* gezeichnet. Rund um die Akteure eines Sommertheaters zeigen sich Macht und Ohnmacht.[410] Schnitzler, selbst Arzt, greift das Thema Kur auch aus einem anderen Blickwinkel auf. *Doktor Gräsler, Badearzt*, wird über einige wenige Wochen seines Lebens begleitet. Dabei wird einerseits seine Vergangenheit beleuchtet, andererseits die Weichenstellungen für seine Zukunft aufgezeigt.[411] Selbst die Friedensaktivistin BERTHA VON SUTTNER (1843–1914) bedient sich des Kurort-Flairs, um ihren wegweisenden Roman *Die Waffen nieder!* aufzusetzen.[412]

Autoren nutzten aber auch Veröffentlichungen, um ihren subjektiv empfundenen Unmut über bestimmte Kurorte kundzutun. So lässt der Brite SIR RICHARD FRANCIS BURTON (1821–1890) kein gutes Haar an Abbazia (heute Opatija, Kroatien). Dorthin zog er sich, von Krankheit bereits gezeichnet, über die Wintermonate 1887/88 zurück und erwartete vermeintlich mildes Klima sowie komfortable Lebensweise, was Unterkunft, Speisen und Service betrifft. Dies alles nicht vorgefunden zu haben, gepaart mit der Tatsache, dass die Verantwortlichen seinen Beschwerden nicht Gehör geschenkt haben, führte zur Niederschrift, mit dem Anraten, diesen Ort nicht zu besuchen.[413] In dieselbe Kerbe schlug ANTON TSCHECHOW (1860–1904). In seiner Erzählung *Ariadna* ist es erneut Opatija, das nicht gut wegkommt. Er lässt seine nur auf wenige Tage Aufenthalt in gesundheitlich schlechtem Zustand fußende Erfahrung in die Geschichte einfließen.[414]

Aus der Dichtkunst sollen hier zwei Vertreter genannt werden. Zum einen WILLIAM SHAKESPEARE (1564–1616), der in zweien seiner Sonette[415] Liebe und Schmerz mit Bildern von Nymphen, Wasser und Bädern verbindet.[416] Zum anderen CHRISTIAN MORGENSTERN (1871–1914), der selbst, wie seine zu früh verstorbene Mutter, an einer Lungenkrankheit litt. Durch seine Erziehung erlebte er die Natur sehr aufmerksam und thematisierte diese Wahrnehmungen. Dazu zählen auch Wasser oder gesunde Luft sowie deren Hilfe bei Krankheit. In seinen Gedichten äußerte er sich immer wieder sehr wertschätzend über die Natur und deren Kräfte.[417, 418]

In der Malerei finden sich ebenfalls Künstler, die zum Thema Wasser arbeiteten. Angezogen von diesem Element wurde unter anderem GUSTAVE CAILLEBOTTE (1848–1894). Die Interessen und Talente des französischen Impressionisten waren breit gefächert und reichten von der Philatelie bis zum Segeln. Die Malerei sowie das Leben am Wasser konnte er durch familiär bedingte finanzielle Gutstellung fördern bzw. selbst leben. In seinem malerischen Œuvre finden sich Kanuten, Fischer, Schiffe, Küsten, Brücken, Flüsse – kurz, alltägliche Szenen am Wasser, aber auch Entwürfe für Jachten und Boote.[419] Unter den sich auf Wasser beziehenden Motiven wird das des Jungbrunnens sehr häufig gewählt. Künstler wie HANS SEBALD BEHAM (1500–1550) oder LUCAS CRANACH (1472–1553) zeigen die Sehnsucht wohl vieler – die ewige Jugend. Häufig finden sich auf einer Bildseite kranke, alte, lahme Menschen, während die andere Bildseite fröhliche, gesunde und kräftige Menschen darstellt. Zwischen ihnen befindet sich ein Bassin oder ein Brunnen, der zur Nutzung einlädt und das Wunder vollbringende Wasser enthält.

Andrea Praschinger und Manfred Skopec

Heilverfahren

[…] wie soll mir Wasser helfen? – Habe ich doch schon halbe Apotheken ausgeleert, mit aller Art von Doctoren gesprochen und ihre Rathschläge theuer bezahlt, und doch bis an diesem Tage hat mein Uebel nicht abgenommen, und nun kömmt einer, und sagt: er wolle es mit Wasser beheben![420]

Die Kur

Nun kommt auch noch die Wasserkur
zu unsern vielen Tagesfragen,
Als könnten uns die Aerzte nicht
Genug auf andre Weise plagen.[421]

Das Wissen über die Nutzung der Heilmittel wurde über Jahrhunderte von der Bevölkerung tradiert, Erna Lesky (1911–1986) nennt dies »medizinische Volkserfahrung«[422]. Für die institutionelle Nutzung des Wassers kristallisierten sich die Badeärzte als Mittler heraus. Diese lebten von der überlieferten und der selbst gemachten Erfahrung. Empirische Belege, die Erforschung und somit die Eingliederung in die Schulmedizin kamen später. Heute nutzen wir als Überbegriff für ein Heilverfahren das Wort »Kur«. Die Begrifflichkeit »Spa« ist in diesem Zusammenhang ebenso allgegenwärtig – eine definitive Herleitung kaum möglich. Oftmals als Backronym verwendet, liefert sie die lateinischen Varianten: »salus/sanitas/sanus per aquam«. Weiters wird das Verb »spargere« mit den Übersetzungen »streuen, sprengen, spritzen« angeführt. Für den belgischen Ort Spa wird das wallonische Wort »espa« mit der Bedeutung »Brunnen« überliefert.[423]

Der Einsatz von Wasser ist dabei facettenreich und in vielen Dimensionen diskutiert und ausgeprägt. Nutzt man normales Brunnen- bzw. Flusswasser oder werden Heilquellen verwendet? Baden oder duschen – wenn baden, dann kann man zwischen Tauch-, Voll- oder Teilbad wählen; zusätzlich sind Reize mit einem Badeschwamm möglich, ebenfalls Packungen oder Wickel. Auch beim Duschen hat man Optionen: Tropf-, Gieß-, Spritz- oder Sturzbad. All dies und noch viel mehr mit warmem oder kaltem Wasser? Trinkt man Wasser, um den Durst zu stillen, oder mit Therapiegedanken? Ganz zentral gefragt: Behandelt man den gesunden Körper zur Stärkung und Gesunderhaltung oder wirkt man therapeutisch gezielt auf den kranken Körper?

Seit Jahrhunderten beschäftigen sich die Menschen mit dem Einwirken auf den Körper mittels natürlicher Heilvorkommen bei medizinischen Fragestellungen. Begriffe und Definitionen wandelten sich über die Zeit, man begegnet neben der Kur dem Bad, der Quelle, dem Brunnen. Das immer größer werdende Thema wollte klassifiziert und reglementiert werden. Zum einen sind Übersichtswerke zu Heilquellen mit Analysen und Anwendungsempfehlungen herausgegeben worden, zum anderen wurden gesetzliche Rahmenbedingungen und Vorgaben geschaffen.

Eine erste umfassende Übersicht zu den Gesundbrunnen[424] der österreichischen Monarchie legte HEINRICH JOHANN VON CRANTZ[425] (1722–1797) auf Deutsch[426] und Latein[427] nach siebenjähriger Zusammenschau vor. Einst war der fähige Schüler van Swietens[428] mittels oberster Förderung im Bereich der Geburtshilfe tätig, widmete sich später der Physiologie und Arzneimittellehre.[429] Er untersuchte im Auftrag von KAISERIN MARIA THERESIA (1717–1780), der er treu und ergeben diente, die Heilquellen und verifizierte mittels chemischer Analyse deren Zusammensetzung. Dabei deckte er marktschreierische Übertreibungen bei deren Wirkstoffen auf. Motiv der Arbeit war, den Ärzten durch die genaue Analyse der Inhaltsstoffe Entscheidungsgrundlagen für eine punktgenaue Verordnung zur Behandlung der Patienten zu geben. Bis heute beruft sich die eine oder andere Quelle[430] auf eine jahrhundertealte Tradition, basierend auf einer Erwähnung in Crantz' Werk. Untersucht wurde auch die kalte Schwefelquelle in Meidling.[431] Diese Quelle war seit Jahrhunderten nachgewiesen, war aber immer wieder in Vergessenheit geraten, bis sie neu entdeckt und wieder genutzt wurde. Zeitweise stand sie im Besitz des Kaiserhauses, speziell Maria Theresia interessierte sich dafür und nutzte deren Vorzüge. Ihr zu Ehren wurde die bis heute weitergeführte Benennung »Theresienbad« für die nun öffentliche Badeanstalt im 12. Wiener Gemeindebezirk gewählt.[432]

1870 wurde die Oberaufsicht der Heilbäder und Gesundbrunnen sowie die Bewilligung zur Errichtung von Privatanstalten der Staatsverwaltung unterstellt.[433] Eine grundsätzliche Regelung des Kurortewesens wurde 1902 ausgegeben und folgendermaßen definiert:

> Als Curort im Sinne dieses Gesetzes kann nur ein solcher Ort angesehen werden, innerhalb dessen das Vorhandensein von Heilbädern, Heilquellen und sonstigen der Krankheitspflege im weitesten Sinne des Wortes dienenden Wohlfahrtseinrichtungen

sanitärer Natur einen derartigen Zufluss von Fremden zur Folge hat, dass der hiedurch eintretenden Steigerung des Bedürfnisses nach Wohlfahrtseinrichtungen anderer Art, wie: Ortsbeleuchtung, Pflasterung, Straßenbespritzung, Promenaden, Theater, Concerte u. s. w. nicht mehr die localen Mittel allein genügen können, sondern die diesbezüglichen Erfordernisse durch unmittelbare Heranziehung der dieser Vortheile hauptsächlich theilhaftig werdenden Fremden gedeckt werden müssen.[434]

Aktuell definiert das Bundesgesetz über Krankenanstalten und Kuranstalten (KAKuG) basierend auf dem BGBl. 1957/1 die Begriffe in diesem Bereich. Nach § 42a sind Kuranstalten »Einrichtungen, die der stationären oder ambulanten Anwendung medizinischer Behandlungsarten dienen, die sich aus einem ortsgebundenen natürlichen Heilvorkommen oder dessen Produkten [...] ergeben«[435]. Ebenso wird der Betrieb einer Kuranstalt geregelt sowie eine Kuranstaltsordnung eingefordert. Dem vorausgegangen war 2002 die Eingliederung der Vorgaben über Kuranstalten in das Krankenanstaltengesetz (BGBl. 2002/65). Diese waren davor eigenständig als Bundesgesetz über natürliche Heilvorkommen und Kurorte (BGBl. 1958/272) bzw. als Bundesgesetz über die grundsätzliche Regelung des Heilquellen- und Kurortewesens (BGBl. 1930/88) umfassend reglementiert. Somit haben aktuell nun die Länder die Gesetzgebung und Vollziehung.

Der Kurort

... vom Wildbad zum Weltbad avancierten Thermal-Monte Carlo ...[436]

Viele Orts- bzw. Straßennamen geben Hinweis auf vergangene oder immer noch vorhandene (Heil-)Quellen bzw. heilige Quellen. »Bad« als Teil eines Ortsnamens[437] findet sich sehr häufig (z. B. Bad Gastein, Postleitzahl 5640). Das Wort »Stuben« deutet auf eine frühere Badestube hin (z. B. Puchenstuben, 3214), »Sulz« ist Hinweis auf ein salzhaltiges Wasser (z. B. Am Sulzbach in Bad Hall, 4540), Schloss Schönbrunn (1130) deutet einen schönen Brunnen an, ebenso findet sich das »Bründl« im Alltag wieder (z. B. Brünnlbadgasse, 1090).

Kurorte boten in der Vergangenheit immer wieder eine Bühne für geschichtsträchtige Zusammenkünfte[438] bzw. historische, zum Teil symbolische Aktionen[439]. Wirkliche Politik wurde aber vor Ort selten betrieben, eher der Boden für Treffen geboten, da natürlich auch Könige, Kaiser, Staatsmänner und Präsidenten urlaubten bzw. auf Reisen auch in Kurorten nächtigten.[440] Welche Bedeutung der Besuch einer hochrangigen Persönlichkeit für einen Ort haben konnte, zeigen die Aufenthalte von KÖNIG EDUARD VII. (1841–1910) in Marienbad. In einer Abhandlung werden diese mit ihren umfassenden politischen Implikationen erörtert.[441]

Der Bekanntheitsgrad und das Renommee einer Institution bzw. eines Ortes war/ist oft mit dem Besuch einer berühmten Persönlichkeit (z. B. Dichter)[442], zu jüngeren Zeiten der Monarchie mit Angehörigen des Hofes (z. B. Bad Ischl mit Kaiser Franz Joseph) verbunden. Für Bad Kreuzen sei hier der mehrmonatige Aufenthalt 1867 von ANTON BRUCKNER (1824–1896) beispielhaft genannt. Der geborene Oberösterreicher Bruckner schaffte es, das vorgezeichnete Leben als Lehrer und Kirchenmusiker am Land hinter sich zu lassen. Der Weg führte ihn über Zwischenstationen nach Wien. Er erarbeitete, fast mag man sagen, er erzwang, sich seinen Platz als Komponist, Organist, erfüllte diverse Lehrtätigkeiten und erlangte die angestrebte Würdigung bei Hofe. Der Preis dafür waren immer wieder notwendige Auszeiten nach Schaffensphasen, die ihn an die physischen und psychischen Grenzen brachten.[443] Einem Freund schrieb er am 19. Juni 1867 aus Bad Kreuzen. Er entschuldigte sich, dass er sich so lange nicht gemeldet habe, doch sei er nicht in der Verfassung zum Schreiben gewesen und dürfe selbst jetzt (seit 8. Mai war er dort) noch nicht spielen, studieren oder arbeiten. Dies kommentierte er mit mit den Worten: »Denke Dir welch' ein Schicksal! Ich bin ein armer Kerl!«[444] Bad Kreuzen selbst kam nicht so gut weg. In einem späteren Brief schrieb Bruckner: »Das Bad Kreuzen ist nur Kaltwasserheilanstalt. Luft und Quellen sind sehr gut; aber die Anstalt selbst hat kein lobenswertes Wasser.«[445]

In der Geschichte findet man aber auch Ereignisse, die sich weniger positiv auf einen Kurort auswirkten. Beispielsweise wurde auf den jungen Kaiser von Ungarn, KRONPRINZ FERDINAND I. (1793–1875), in Baden ein Attentat verübt. Diesen Kurort förderte sein Vater Kaiser Franz II./I. stark und hielt sich wiederholt dort auf. Obwohl Ferdinand den Angriff nahezu unbeschadet überlebte, führte er die Tradition seines Vaters, man mag es ihm nicht verdenken, nicht fort.[446]

Die Österreicherinnen und Österreicher dachten bei Kurorten über die heutigen Grenzen hinweg, lag man doch zu Kaisers Zeiten am Meer. Istrien, die österreichische Riviera, wurde Parkett für noble Urlauberinnen und Urlauber, aber auch Anlaufpunkt für Heilsuchende. Eine ganze Gegend, nicht nur ein einzelner Kurort, war es, der nun über 100 Jahre später wieder beliebte Urlaubsdestination ist. Die Vorzüge der Riviera veränderten das Besucherverhalten schnell. War man zuerst nur der gesunden Luft wegen vor Ort, wurde dann auch das Wasser zu Therapiezwecken entdeckt; kam man erst nur in den Sommermonaten, würdigte man das milde Klima bald auch im Winter, wenn sich Wien von seiner rauen und kalten Seite zeigen konnte. Auf diese Weise löste sich das Motiv für die Reise vom bloßen Wunsch nach Therapie. Eine weitere Novität stellte die Zielgruppe dar. So ermöglichte man Kindern ganzjährig den Aufenthalt als präventive bzw. therapeutische Maßnahme – mit großem Erfolg. Zur mehrere hundert Betten umfassenden Anstalt wurde das Erzherzogin-Maria-Theresia-Seehospiz, später von der Gemeinde Wien übernommen, in Rovigno (Rovinj) ausgebaut. Ab 1888 hat man eine auf Initiative eines Vereins geschaffene Stätte zur Verfügung gestellt, um Kindern einen mehrmonatigen Aufenthalt bei entsprechender ärztlicher Begleitung zu bieten.[447]

Auf der östlichen Seite der Halbinsel Istrien sei Abbazia genannt. 1880 noch ein kleines Dorf, schnellte sein Bekanntheitsgrad rasant in die Höhe. Man ging bei den baulichen Maßnahmen gezielt vor und verlegte das imperiale Flair der Reichshaupt- und Residenzstadt an die Küste. Vom Kaiserhaus abwärts folgten viele Persönlichkeiten dem breiten Angebot des ersten Seebads der österreichischen Riviera.[448] Beispielsweise konnten Staatsbeamte das 1898 eröffnete erste eigene Kurhaus nutzen. Dahinter stand der bis heute bestehende Verein »Österreichische Gesellschaft vom Goldenen Kreuze«. Unter dem Protektorat von KRONPRINZESSIN STEPHANIE (1864–1945) wurde eine Initiative in die Wege geleitet, der noch viele weitere Standorte folgen sollten (z. B. die Kurhäuser in Baden, Karlsbad, Bad Hall, Bad Gleichenberg).[449]

Soziale und medizinische Interessen brachten Persönlichkeiten aus dem ärztlichen Stand an die österreichische Riviera. Der die Wiener Medizin in der zweiten Hälfte des 19. Jahrhunderts maßgeblich mitbeeinflussende Arzt LEOPOLD SCHRÖTTER RITTER VON KRISTELLI (1837–1908)[450] war einer dieser Förderer. Er unterstützte beispielsweise Abbazia, Ragusa, Lussino (Lošinj)[451]. Schrötter, zum Internisten[452] ausgebildet, blieb dem Fach verbunden, schuf jedoch durch seinen wissenschaftlichen Forscherdrang den Fachbereich der Laryngologie. Über seine Leistungen in Bezug auf die Behandlung von Tbc-Kranken wird noch zu lesen sein. Im Küstengebiet zeigte er die Vorzüge des Klimas und der Seebäder auf. Im Zuge der medizinisch empfohlenen Nutzung konnten sich auch die jeweiligen Orte entwickeln und ein entsprechendes Angebot schaffen. Neben seiner medizinischen Arbeit zeigt sich immer wieder Schrötters fürsorgliches Engagement. So war er 1888 maßgeblich an der Gründung[453] des bis heute Ferienaufenthalte für Kinder organisierenden Vereins beteiligt. Seit Jahrzehnten hat dieser nun seinen Sitz am Wolfgangsee. Prägend für die Freizeitgestaltung waren die Sachspenden in Form von ausgedienten Ruderbooten der k. u. k. Kriegsmarine durch das Hafenadmiralat in Pola.[454]

Pola (Pula) sticht gemeinsam mit der benachbarten Inselgruppe Brioni (Brijuni) auf westlicher Seite hervor. Ersteres wurde von der k. u. k. Marine mit dem dortigen Aufbau ihres Stützpunktes geprägt. Bis zum Ausbruch des Ersten Weltkriegs lebte, arbeitete, lernte und versah man den Dienst friedlich, die Vorzüge des Küstengebiets genießend.[455] Brioni wurde von PAUL KUPELWIESER (1843–1919) als elitäre Urlaubsinsel konzipiert. Die Kurlisten[456] geben über das vornehme Publikum Auskunft. Ein Idyll war innerhalb weniger Jahre aus einer unwirtlichen, malariaverseuchten Inselgruppe geschaffen, das vor dem Ersten Weltkrieg ein wahres Hoch erreichte. Das Angebot glich einer Wiener Melange: auf der einen Seite Luftbade- und Traubenkur[457], auf der anderen exklusive Unterkünfte, diverse Sportangebote, ein hoteleigenes Winterschwimmbad – eine Novität – und sogar ein Tierpark.[458]

1913 hatte man noch in Wien eine Adria-Ausstellung groß aufgezogen. Die als Werbemaßnahme konzipierte mehrmonatige Schaustellung im Wiener Prater wollte die Region an sich propagieren und die Lust am Verreisen überhaupt wecken.[459] Die Umwälzungen im Anschluss an den Ersten Weltkrieg beeinflussten die (gesundheits)touristische Nutzung der istrischen Gefilde maßgeblich.[460]

Dass aber nicht alle Initiativen zum erfolgreichen Kurort aufgebaut werden konnten, zeigt die Gemeinde Scharten in Oberösterreich. Die in Leppersdorf entdeckte Quelle erwies sich als nicht ausgiebig genug, um den Bedarf eines Kurortes abzudecken. Die baulichen Maßnahmen zur Umsetzung der Vision mussten eingestellt werden.[461]

In Teplitz (heute: Teplice, Tschechische Republik) versiegte 1879 das Wasser. Zuvor war über Jahre im benachbarten Dux (heute: Duchcov, Tschechische Republik) eine zunehmend schwächer werdende Quelle zu bemerken. Am 10. Februar geschah im Döllinger Schacht beim Kohleabbau ein massiver Wassereinbruch, der Todesopfer forderte.[462] Tage später war die Quelle in der auf Kurgäste ausgerichteten Stadt versiegt. Maßnahmen brachten das Wasser in Teplitz zurück, man kämpfte aber in den folgenden Jahren immer wieder mit versiegenden Quellen. Bergbau gemeinsam mit Thermalbetrieb schien eine riskante Kombination zu sein. Auch in Karlsbad hatte man immer wieder mit der Zähmung der Quellen zu kämpfen und musste entsprechende bauliche Maßnahmen durchführen.[463]

Orte, die sich der breiten Nutzung ihrer Heilvorkommen verschrieben hatten, mussten entsprechende Infrastruktur schaffen. Sie stellten sich auf das immer größer werdende Publikum ein, schufen Angebote und Annehmlichkeiten. Stiegen die Kurgäste zu Beginn oft in privaten Unterkünften, Zimmern oder Gasthöfen ab, errichtete man zunehmend eigene Hotelanlagen, die auf die Bedürfnisse der Kurgäste zugeschnitten waren, oft mit direkter Verbindung zu den Kurmitteln.

Eine mögliche herausfordernde Situation für die Kurorte thematisierte bereits 1882 HENRIK IBSEN (1828–1906) in seinem Werk *Ein Volksfeind*[464]. Einem Arzt, der eine für Krankheitsfälle bei Patienten verantwortliche Wasserverunreinigung im Kurbetrieb aufdeckt, wird von Politik, verwoben mit der Kurverwaltung, ebenso den Medien und Bürgern so übel mitgespielt, dass die Existenz seiner ganzen Familie vor Ort verloren geht. Und das, obwohl es Lösungen zur Behebung des Missstandes gegeben hätte. Diese hätten jedoch Umbauten und eine zweijährige Einstellung des Kurbetriebs erfordert. Die Angst vor notwendigen Investitionen und negativen Schlagzeilen, gepaart mit einem Vertrauensverlust der Gäste, hemmte, kurzfristig gedacht, in dem wirtschaftlich von den Badegästen abhängigen Ort die Sanierungsmaßnahmen. Sollte man eine Blaupause zur Errichtung eines Kurorts benötigen, hilft GUY DE MAUPASSANT (1850–1893) mit seinem Werk *Mont-Oriol* aus. Ein junger zielstrebiger Geschäftsmann erwartet von einem neu zu schaffenden Badeort berufliches und privates Glück. Das Ziel wird erreicht und groß gefeiert – Lug und Trug sind jedoch stete Begleiter.[465]

Es ist kaum möglich, eine Liste mit den bedeutendsten Kurorten, vielleicht dem einen, der über allen anderen schwebt, zu definieren. Soll man die Nächtigungen, das Heilangebot, die Zahl an bedeutenden Gästen, die Infrastruktur als Maßstab heranziehen? Für jeden Ort lassen sich Argumente und Alleinstellungsmerkmale finden. Bei Karlsbad liest es sich folgendermaßen: »Dieser Ort war sozusagen eine Kosmopolis im Reiche der Thermen. Jedes Volk hatte in dieser Kapitale der Gesundheitsbrunnen seine glorreiche Überlieferung, denn von langen Zeiten her hatten hier Große, Mächtige, hohe Geister aller Völker sich gesund gebadet und gesund getrunken.«[466]

Die Badefahrt

Steigende Besucherzahlen in der zweiten Hälfte des vorigen Jahrhunderts und die Vorliebe für bestimmte, in Mode gekommene Kurorte waren immer auch ein Zeichen relativer politischer Ruhe. Jede Wirtschaftskrise, Währungsreform oder kriegerische Auseinandersetzung wurde in den Kurorten mit seismologischer Genauigkeit registriert.[467]

Der Blick in die Vergangenheit zeigt, dass eine Fahrt zur Quelle bzw. zum Brunnen nichts Selbstverständliches war. Zentral für die Nutzung der Wässer ist deren

Erschließung. Hier waren wiederum die Leistungen der Antike außergewöhnlich. Zum einen leitete man damals, wie schon erwähnt, das Wasser bereits bis zum Endverbraucher, zum anderen jedoch schuf man Straßen, die einem die Anreise zu einer Quelle erlaubten. In den folgenden Jahrhunderten war es gerade das mangelhafte Wegnetz, das Reisen generell kaum oder nur unter enormer Belastung zuließ.[468] Mit Postkutschen war allerdings ein recht ausgedehntes Netz von Reisestrecken erschlossen. Es wurden eben nicht nur Postsendungen, sondern auch Personen befördert – für die Menschen war dies, bis Bahn, Dampfschiff und solide Straßen kamen, eine äußerst unbequeme, gefährliche, zeitintensive und teure Art der Fortbewegung, leider meist auch die einzige.[469]

Die Reisegeschwindigkeit sollte jedoch dem kranken Menschen angepasst werden. So lautete eine Empfehlung Mitte des 19. Jahrhunderts:

> Die Reise ins Bad bilde nie ein Bravour- oder Eiltur, man fahre nicht Tag und Nacht, um nur ja früher an der ersehnten Quelle zu erscheinen [...]. Man wähle stets die bequemste, aber nicht die kürzeste Route, auch benütze man nicht die Reise, um noch rasch recht herzlichen und langen Abschied von allen Gerichten und Getränken zu nehmen, die etwa im Bade verboten sein könnten.[470]

Die Schriftstellerin und Gastgeberin eines bedeutenden literarischen Salons JOHANNA SCHOPENHAUER (1766–1838) blickte in ihren Erinnerungen auf das Leben, das Reisen und auch den Besuch im Bad zurück. Fast mag man erkennen, dass sie mit der Schnelligkeit hadert, denn als

> [...] vor sechzig bis siebenzig Jahren von Eisenbahnen und Chauseen noch gar nicht die Rede war, [...] schlich auch das Leben so langsam gemächlich mit den Menschen dahin [...]. Mit verdreifachter und vervierfachter Schnelle gehen Leben und Reisen, in Eilwägen und auf Dampfschiffen vorwärts, sogar die Stunden galopiren.[471]

Auch die Anzahl der Kurorte hat sich ihrer Auffassung nach verändert. »Ueberhaupt gab es bei sehr mangelhafter Einrichtung der Brunnenorte damals in Deutschland derselben nur wenige; jetzt würde es schwer fallen, mehr als zehn Meilen zurückzulegen, ohne auf eine größere oder kleinere, dem menschlichen Erfindungsgeist oder der Natur entspringende Heilquelle zu stoßen.«[472] Vom Arzt ins Bad geschickt zu werden war in ihrer Wahrnehmung eine Andeutung, »[...] daß der Arzt keinen weitern Rath wisse und den Kranken gern aus seiner Nähe entfernen möchte, um im schlimmsten Fall weiterer Verantwortlichkeit enthoben zu sein«.[473]

Den großen Einfluss des Transportnetzes zeigt die Südbahnstrecke. Erst schuf man auf Wunsch des Kaisers, »um so die Völker der Monarchie fester zusammenzubinden«[474], etappenweise die 1857 eröffnete Bahnverbindung zwischen Wien und Triest, ergänzte diese anschließend um weitere Linien und Nebenbahnen.[475] Anschließend forcierte die Südbahngesellschaft den Bau von Hotels. Ganze Orte wurden neu geschaffen bzw. vom kleinen Dorf zum mondänen Kurort entwickelt (z. B. Abbazia). Damit war nicht nur die Basis für die österreichische Riviera gelegt, sondern auch bei den Zwischenhalten prägend eingegriffen. So ist der Kurort Semmering Ende des 19. Jahrhunderts gänzlich auf Betreiben der Bahngesellschaft entstanden.[476] Es fanden sich aber auch kritische Stimmen. So beklagt der österreichische Heimatdichter PETER ROSEGGER[477] (1843–1918) in seiner Niederschrift *Gasteiner Stimmungen*[478] die bevorstehende Erschließung Gasteins mit der Bahn. Er befürchtet einen Zustrom an Gästen – womit er Recht behalten sollte. Umso mehr genießt er die Situation jetzt: »Noch ist alles ruhig und reinlich und heimlich.«[479] Nicht unerwähnt bleiben soll, dass Roseggers Interesse mehr der imposanten Gasteiner Natur als dem von ihm generell weniger wertgeschätzten Heilwasser galt. Aber ebendieser Rosegger war es auch, der die Leistungen der Bahn selbst vielfach nutzte und aufgrund zugesprochener Vergünstigungen kostenfrei reisen konnte.[480] Er hatte in frühen Kindertagen bereits den »Dampfwagen«[481] erlebt. Die Semmeringbahn würdigte er zum 50-jährigen Jubiläum. Er erkannte den Bau als Arbeitsmöglichkeit, vermerkte Vor- und Nachteile für die Region und zeigte den Weg zum auch kritisch gesehenen Tourismus.[482]

War man nicht an das Bahnnetz angeschlossen, so forderte man dies. In Gleichenberg wählte man den satirischen Weg, indem man beim Faschingsumzug 1910 eine Zug- und Waggonattrappe baute. Berichtet wurde darüber folgendermaßen: »Der Ort ist bekannt als ein Dorado für Gesunde und Kranke und viele Tausend strömen ihm zu. Aber trotzdem ist man nicht imstande, die brennend notwendige Bahnverbindung vom Staate zu erhalten.«[483] Es hieß warten; erst 1931 wurde der Ort mit der Bahn erschlossen. Die Erschließung der Badeorte wird vielfach kritisch kommentiert. Paula von Bülow formulierte dies hinsichtlich Bad Doberans folgendermaßen:

> Wie liebte ich diesen stillen Fleck Erde! Aber wie oft ärgerte ich mich später auch darüber, als Berliner Eleganz, Musik und Tanz und sonstiger moderner Zeitvertreib in die harmonische Stille dieser Waldidylle rücksichtslos eindrangen. [...] Später zog sich der einheimische Adel mehr und mehr vor der Hochflut fremder Gäste zurück, die aus aller Herren Ländern sich einfanden. Dadurch verlor der Heilige Damm den ehemaligen intimen Charakter und den Reiz seiner vornehmen Stille.[484]

Die Badefahrt | 73

In der ersten Hälfte des 20. Jahrhunderts änderte die Badefahrt, bedingt durch Entwicklungen in Technik, Versicherung, Ökonomie und Politik, mehrfach ihr Gesicht. Mit dem Ausbau der Bahn konnte man den Radius der Reise erweitern, mit der Motorisierung gab es Buslinien. Der Individualverkehr lockte zu Tages- oder Wochenendausflügen. Österreich erhielt nach dem 1. Weltkrieg neue Landesgrenzen. Statt der davor hoch im Kurs stehenden böhmischen Bäder, wie Karlsbad oder Marienbad, steuerten die Kurgäste nun andere Destinationen an. Selbiges traf auch auf die Österreichische Riviera zu.[485]

Wer reist wie lange ins Bad?

> Ein jeder soll nach seiner Lust genießen,
> Für manchen Wandrer soll die Quelle fließen.[486]

Dies Frage *Wer reist ins Bad?* wird im *Damen Conversations Lexikon* des 19. Jahrhunderts folgendermaßen beantwortet:

> So erscheinen im Bade: die Modedame, die es zu wenig vornehm hält, ganz gesund zu sein, und weil es Mode ist, in's Bad zu reisen und Brunnen zu trinken; der reiche Müßiggänger, der Zerstreuung und Wechsel der Bekanntschaften sucht, der Spieler, der Abenteurer und endlich der Leidende, der fürchtend und hoffend der Göttin naht.[487]

Diese Beschreibung des Kurpublikums zeigt die breit aufgestellte Bühne, auf der man sich in Kurorten bewegte – immer durch die zeitliche und örtliche Komponente dividiert oder mit ihr multipliziert. Das breite Spektrum reicht von einem Aufenthalt zur Unterhaltung bis zum ernsten Heilvorhaben, immer unterschiedlichste Einflüsse berücksichtigend, so z. B. das gerade vorgegebene gesellschaftliche Diktat. Die Akzeptanz der Badefahrten »[…] war für Frauen der gehobenen Schichten eine Möglichkeit, das Angenehme mit dem Nützlichen zu verbinden, ohne befürchten zu müssen, sich damit außerhalb der gesellschaftlichen Normen zu stellen.«[488] Dieses Zitat zeigt einen Aspekt, der die Badereise in der Zeit vor dem Ersten Weltkrieg einen besonderen Platz einnehmen ließ. Die soziale Konvention erlaubte es, dass Damen alleine reisen konnten, ohne die Grenzen der Sittlichkeit zu überschreiten. »Die Welt ist nicht mehr so engherzig, der einzelnen Dame den Genuß des Reisens vorzuenthalten.«[489] Manche Kurorte positionierten sich klar für Erholung und Genesung: »Rauschende Vergnügungen, insbesondere aber die gefährlichen Aufregungen des Spieles fehlen hier ganz und gar. Wer nach Gastein komme, sucht entweder Heilung für seinen siechen Körper, oder Erhebung des Geistes in der grossartigen Hochgebirgsnatur.«[490] Ob dahinter Mangel an Infrastruktur stand und die Not zur Tugend gemacht wurde?[491]

Auch das Militär nutzte das breite Spektrum der Kur-Anwendungen und hatte Institutionen bzw. zugesagte Betten in der ganzen Monarchie. So wurden bereits zu Beginn des 20. Jahrhunderts über 6500 Kurplätze, getrennt nach Offizieren und deren Angehörigen sowie Unteroffizieren und Mannschaften, gezählt.[492] Das besondere an Österreich-Ungarn war, dass man für jeden therapeutischen Aspekt die Mittel (von Eisenquellen bis zu den Schwefelbädern) oder Gegenden (klimatischen Anwendungen vom Alpen- bis zum Küstenklima) zur Verfügung hatte.

Häufig wird 1914 als ein Wendepunkt im Kurwesen festgemacht. KAISER FRANZ JOSEPH I. (1830–1916) weilte gerade den zweiten Tag seiner traditionellen Sommerfrische[493] in Bad Ischl, da wurden vormittags Thronfolger Erzherzog FRANZ FERDINAND (1863–1914) sowie seine Gattin SOPHIE (1868–1914) in Sarajevo durch ein Attentat ermordet. Das Paar war aus dem nahe gelegenen Kurort Ilidža angereist, wo es Unterkunft bezogen hatte.[494] Die Kriegserklärung unterschrieb der Kaiser noch Ende Juli in Bad Ischl, reiste kurz darauf nach Wien – für viele im Nachhinein auch ein symbolischer Abschied. Der Kaiser selbst, der Adel und viele Mitglieder der bessergestellten Gesellschaft waren in den nachfolgenden Jahren, bedingt durch den Untergang der Monarchie, nicht mehr Publikum der mondänen Kurorte. »Mit ihm [Kaiser Franz Joseph I.] ist eine Generation und eine Gesellschaft nie wieder ins Bad zurückgekehrt.«[495]

Dies stellte auch eine Herausforderung für die Kurorte dar, die darauf reagieren mussten. Die beiden Weltkriege trübten die Frequenz, das Publikum reduzierte sich, Rohstoffknappheit war problematisch für die Verpflegung der Gäste, Gebäude wurden anderweitig verwendet (z. B. als Lazarett) bzw. beschädigt. Ganz massiv wandelte sich der Gast selbst. Nun wurde nicht mehr wochenlang der Adel und das wohlhabende Bürgertum luxuriösest beherbergt, sondern für kürzere Aufenthalte in einfacheren Quartieren der Arbeiter. Die Reise ohne medizinischen Grund wurde salonfähig, der Fremdenverkehr blühte auf. Ebenso kam die zweite Saison in der kalten Jahreszeit mit unterschiedlichen Wintersportarten dazu. Auch das Einzugsgebiet der Gäste änderte sich, es urlaubten nicht mehr »nur die Wiener«, wie man lange geneigt war zu resümieren.[496]

Einen ähnlich grundlegenden Wandel erlebte die Dauer des Kuraufenthalts. Ein ganzjähriger Betrieb einer Kuranstalt mag heute selbstverständlich erscheinen, war aber in der Vergangenheit nicht üblich. In Bad Tatzmannsdorf (Burgenland) stellte man ab 1924 schrittweise auf Ganzjahresbetrieb um, begonnen hatte man mit zweieinhalb Monaten pro Saison.[497] Erneut aus Bad Tatzmannsdorf, einem Kurort mit derzeit drei natürlichen Heilvorkommen[498], wird aus der Vergangenheit berichtet, dass eine Kur so lange dauerte, bis sich der Zustand des Patienten hin zu einer Krise zugespitzt und er diese unter Aufbringung seiner letzten Kraft überwunden hatte. Um zu diesem Ziel zu gelangen, provozierte man mit entsprechenden Therapien unter anderem einen Badeausschlag. Am Ende sollte mit diesem Vorgehen eine erfolgreiche Kur stehen.[499] Der Aufenthalt konnte in früheren Tagen mehrere Wochen bis Monate dauern.

Nicht unwesentlich für die Nutzung eines Kurangebots waren die (gesetzlichen) Rahmenbedingungen, die im Laufe des 20. Jahrhunderts Arbeitern Urlaub sowie Übernahme der Kurkosten durch die Sozial- und Krankenversicherungen zusprachen. Davor war es vielen Kurorten bereits ein Anliegen, auch finanziell nicht so gutgestellten Personen bei medizinischem Bedarf einen Kuraufenthalt zu ermöglichen. Der Staat, ein Fonds oder eine eigene Einrichtung konnte das Angebot schaffen. Waren diese Dinge (noch) nicht verfügbar, so waren es meist private Initiativen. In Hall wurde beispielsweise ein Teil des Reingewinns einer Publikation[500] über den Ort für diesen Zweck bereitgestellt, unterstützt durch Kost- und Geldspenden der Bevölkerung.[501]

Oftmals ergänzte man ein Heilverfahren mit einer Vor- oder Nachkur – meist aus medizinischen Gründen. Häufig spielten dabei Mineralwässer bzw. deren Produkte eine bestimmende Rolle. Die Vorkur sollte auf die zu erwartenden Einflüsse auf den Organismus vorbereiten bzw. bestimmte kleine medizinische Anliegen im Vorfeld behandeln, damit eben bei der Hauptkur auf das wesentliche Problem eingegangen werden konnte.[502] Fleckles bezeichnet sie als »Prolog der eigentlichen Kur«[503]. Bei einer Nachkur konnte aber auch die beim Kuraufenthalt angenommene Lebensweise fortgeführt und auf Reaktionen des Körpers geachtet werden.[504] Der österreichische Schriftsteller PETER ALTENBERG[505] (1859–1919), selbst als Gast am Semmering, schrieb dazu:

> Die Nachkur ist wichtiger als die Kur! [...] Die Kur ist der melancholische und mühselige Versuch, eine gebrochene Maschinerie zu reparieren. [...] Aber die Nachkur ist bereits eine freudige künstlerische Angelegenheit: man ist daran, einer wiedehergerichteten Maschine höchste Energien, Spannkraft, Bewegung, Elastizität, Lebendigkeit zu verleihen! [...] Die Kur ist eine ernste Notwendigkeit, die Nachkur ist ein heiteres Fest![506]

Humoristisch betrachtet könnte man meinen, dass man auf der Rückreise vom eigentlichen Kuraufenthalt noch für einige Tage in einem am Weg liegenden oder über einen vertretbaren Umweg erreichbaren weiteren Kurort halten musste. Es gab einige Bäder, die den Ruf eines Nach-Kur-Ortes hatten. »Franzensbad lebte mit und durch seine größeren Geschwister. Es entwickelte sich nämlich der Brauch, nach dem anstrengenden Gesellschaftsleben in Karlsbad oder Marienbad eine ›Nachkur‹ in Franzensbad zu nehmen«.[507]

Oftmals fiel der Abschied von der Kur bzw. dem Kurort schwer. FRANZ GRILLPARZER (1791–1872) drückte dieses Empfinden in seinem Gedicht *Abschied aus Gastein*[508] aus. Er ist selbst mehrfach zu besagtem Kurort zurückgekehrt (*Noch einmal in Gastein*)[509].

Gewarnt wurde auch immer wieder davor, sich in zu schlechtem körperlichen Zustand auf den Weg ins Bad zu begeben. Die Anstrengungen der Reise waren ein nicht zu vernachlässigender Faktor, die Therapien strapazierten den Körper. Auch die Kurorte selbst waren mit Schwerstkranken nicht allzu glücklich, wollten sie doch negative Erlebnisse wie das Ableben eines Kurgastes vermeiden. Zeugnis für so eine Situation bietet die Inschrift eines Grabsteins in Bad Gastein:

> Er reiste hieher zum Bad, / In Hoffnung, daß durch Gottes Gnade / Sein matter Körper Kraft erhält: / Doch da es Gott nicht haben wollte, / Daß er auf Erde baden sollte, / So rief er ihn aus dieser Welt. / Der Leib entschlief, und dessen Seele / Flog hin zur bessern Lebensquelle, / Die aus des Christus Wunden fließt. / Dort ist das wahre Bad des Lebens, / und niemand suchet es vergebens, / Der dessen Quelle rein genießt.[510]

Abgestempelt – Wassergeist und Schabernack?

> Aber ihren lebhaften Besuch verdanken viele Mineralquellen nicht einzig ihrer wirklichen oder eingebildeten heilkräftigen Wirkung, sondern dem Umstande, dass jene Curplätze sich allmählich zu Vergnügungsorten gestaltet hatten.[511]

Ein Kuraufenthalt war und ist ein Wirtschaftsfaktor für jede Region bzw. die jeweilige Institution, deshalb versucht man von jeher, sich bestmöglich darzustellen. Manche Autoren finden, dass hie und da bei der Vermarktung optimiert wurde. CRANTZ schrieb zu den Quellenbeschreibungen, dass »[...] die meisten Quellenscribenten [...] die Grundsubstanzen der Mineralwässer nicht aus der Natur, sondern blos aus ihrer Einbildung herholten.«[512] Er geht in seiner Kritik sogar so weit, von Alchemie zu sprechen, die herhalten musste, »[...] um ein herrliches Nichts durch abstrakte und unbedeutende Worte anzuzeigen.«[513] Mahnende Worte fanden sich in der Zeitschrift *Der Wasserfreund oder Allgemeine Zeitschrift zur Beförderung der Wasserheilkunde*:

> Wo ein Bächelchen rinnt oder eine verfallene Mühle als Mühle keinen Ertrag mehr bietet, gleich bemächtigt sich der Speculationsgeist des Eigentümers, und sucht mittelst Ankündigungen Wasser, Lage ec als ausgezeichnet zur Anlage einer Wasserheilanstalt hervorzuheben, um seine Sache möglichst hoch an Mann zu bringen.[514]

Aber nicht nur das Angebot, auch die Gäste und deren Leiden werden kritisch hinterfragt. »Man kann die Brunnengäste in jedem Bade gewöhnlich in zwei Klassen, in Gesunde und Kranke, oder besser noch in Vergnügen Suchende und in Genesung Suchende abtheilen.«[515] Jane Austen ließ einen Charakter in ihrem Werk *Sanditon* erst schwer krank und dem Besuch eines Badeortes abgeneigt sein, vor Ort jedoch schnell zu bester Konstitution kommen – was eine Beobachterin folgendermaßen einstuft: »[...] hinter einem so außergewöhnlichen Krankheitsbild eine gute Portion Einbildung zu vermuten. – Unpäßlichkeiten und Genesungen so weit außerhalb des üblichen Rahmens erschienen ihr mehr der Zeitvertreib eines unterbeschäftigten Geistes als Ausdruck echten Leidens und echter Linderung.«[516] Der Schriftsteller JEAN PAUL[517] (1763–1825) ließ seine Hauptfigur Dr. Katzenberger als Vorwand eine Badereise nach Bad Maulbronn unternehmen, um sich an dem dort ansässigen Brunnenarzt zu rächen. Die teils makabere, teils scharfsinnig satirische Darstellung hinterfragt auch die Effektivität und Sinnhaftigkeit des Bades. »Der Doktor hatte nämlich bei der Suppe seinen Wirt gebeten, ihn mit den verschiedenen Krankheiten bekannt zu machen, welche jetzt hier vertrunken und verbadet würden.«[518]

Immer wieder gern werden Geschichten erzählt, wie man auf das wirksame Wasser gestoßen sei. Dazu DANIEL SPITZER (1835–1893), Autor von humorvollen bis ins Satirische gehenden Kolumnen:

> Die Geschichte der bedeutenderen Kurorte ist fast immer dieselbe. Sie beginnt in der Regel damit, daß sich ein hoher Herr in der Mitte des siebzehnten Jahrhunderts auf seinem Schloß in der entsetzlichsten Weise langweilt und, um diesem traurigen Zustand ein Ende zu machen, den Entschluß faßt, auf die Jagd zu gehen.[519]
> Es folgt ein Hirsch, der trotz abgegebenem Schuss verschwindet.
> Das Gefolge hat nämlich nach längerem Suchen den Hirsch in einem Abgrund entdeckt, und – o über das Wunder! – neben dem verendeten Hirschen sprudelt eine

kleine Quelle, deren Wasser einen sehr sonderbaren Geschmack hat. [...] Nach diesem Rezept kann sich jeder die Geschichte eines beliebigen Kurorts selbst bereiten.[520]

Wie verlässlich Patienten ihrem Arzt bzw. Therapeuten folgten, zeigt die Beschreibung der Prießnitz[521]-Getreuen:

> In Gräfenberg beugten sich damals Wohlbeleibte, Gichtige, »Lustseuchler«, Nierenleidende, Stoffwechselkranke, dazu eine Menge eingebildet Kranker aus aller Herren Länder und vom Maharadscha bis zum Studiosus, von der Diplomatengattin bis zur Modistin zähneknirschend, aber gläubig dem Diktat des »Wasserheilands« [...].[522]

Spitzer griff den Gedanken der Gleichheit auf. »Das Ideal der allgemeinen sozialen Gleichheit wird doch nur in der Schwimmanstalt auf nassem Weg erreicht, denn ins Wasser kann man nur den Schlüssel zur Kabine mitnehmen, aber kein Anstellungs-Dekret, keinen Säbel, keine Nordbahn-Aktien und keine Orden.«[523]

Ein ganzes Buch als humoristische Überspitzung hat mit *Der Badeort Salzloch, seine Jod-, Brom-, Eisen- und salzhaltigen Schwefelquellen und die tanninsauren animalischen Luftbäder, nebst einer Apologie des Hasardspiels* HEINRICH HOFFMANN[524] (1809–1894), selbst Arzt, 1860 publiziert.[525] Er selbst bezeichnete dieses Werk als »satirische Badeschrift«[526]. Im Mittelpunkt der überzeichneten Lobpreisung eines fiktiven Badeorts steht das Bemühen, den Kurgästen »Wannenwonnen«[527] zu vermitteln – da eine echte Badekur einen wirklichen Durchfeuchtungsprozess darstellt. Das heilende Wasser wird getrunken und für Bäder verwendet.[528] »Es giebt unter den Patienten wahre Cisternen, die erstaunliche Mengen fassen. Immer aber ist es besser, die Kranken morgens nüchtern trinken zu lassen, da manche nachmittags nicht mehr nüchtern zu sein pflegen.«[529] Die Kurpromenade bezeichnet er als »peripatetische Gesundheitsakademie«[530], wo in deren Wandelbahn »[...] durch anhaltende körperliche Bewegung so viel hypochondrische Belastung abgeworfen worden, sind schon so viele melancholische Steine von gedrückten Herzen herabgefallen, daß man von dem ganzen Wege mit mannigfacher Berechtigung sagen kann, er sei mit Trübseligkeit gepflastert.«[531] Nach Hoffmanns Auffassung wird bei der klimatischen Darstellung auch häufig optimiert, »Warum sollten wir nicht ebenso gut berechtigt sein, das Clima unseres Bades auf dem Papier zu vermildern, ebenso gut wie andre Badeärzte, die aus ihren Schneelöchern von Thälern den Winter ganz wegleugnen, die im Januar und Februar eine Junisonne herbeilügen [...].«[532] Viel hielt Hoffmann nicht davon, am Ende der Kur dem Gast diätetische Regeln mit nach Haus zu geben. Auf der einen Seite werden sie vergessen oder nicht gehalten, auf der anderen Seite, wenn diese doch berücksichtigt werden, »[…] wo bleiben dann die Recidive und die Rückkehr?«[533] Wobei eine angepasste Lebensweise auch nach Beendigung der Kur für den Gesundheitszustand sicherlich empfehlenswert wäre, da es für einen Patienten nicht günstig erscheint, wenn er »heute der Wasserkur Lebewohl sagt und morgen Champagnerfêten giebt«[534]. Ähnlich sieht es Stettenheim: »Besucht man einen Kurort gern, so wäre es sehr unvorsichtig, derart kurgemäß zu leben, daß man ihn geheilt verläßt und ihn im nächsten Jahr nicht wieder aufsuchen müßte.«[535] Goethe denkt in die gleiche Richtung: »Beim Baden sey die erste Pflicht, / Daß man sich nicht den Kopf zerbricht, / Und daß man höchstens nur studire, / Wie man das lustigste Leben führe.«[536]

Zur Frage, ob denn die hochgepriesenen Quellen auch wirken, gibt es interessante Einschätzungen. »Gold und Silber führt unser Wasser nur für Wenige und Einzelne, so für den Doctor, die Wirthe, die Spielpächter.«[537] »[…] die eminent auflösende Kraft unserer Quelle zeigt sich in noch verstärktem Grade dadurch, daß manche Ehe nach kurzem Aufenthalte der Frau oder des Mannes in Bereich unserer Najade in einem so dauernden Zustand der Auflösung gerieth, daß sie getrennt blieb.«[538]

Aber nicht nur der Aufenthalt bzw. das Handeln im Kurort kann zu Beziehungsproblemen führen. Fontane zeigte in seinem 1896 erstmals in Buchform publizierten Werk *Effi Briest*, dass einen die Vergangenheit – sei es auch durch unglückliche Fügungen – beim Kuraufenthalt fern der Heimat trotz des zu Hause gut versteckt gedachten Corpus Delicti einholen kann.[539]

Oertel machte das Wasser als Getränk der Damenwelt schmackhaft. Er bezeichnet den Trank als »Wasserschminke«[540], welche »die noch gegenwärtige Schönheit ziemlich erhalten und nach Umständen auch verbessern«[541] kann. Wohl eher unbeholfen und nicht sehr schmeichelhaft ist die Einschränkung, dass es bei der Wirkung auf die Schönheit Grenzen gibt, denn die Falten zu glätten vermag gar das Wasser nicht.[542]

Die Trinkkur selbst wurde von Stettenheim kommentiert:

> Hat man nicht die nötige Krankheit, die nötige Zeit und das nötige Geld, eine Reise zur Karlsbader Kur zu unternehmen, so gebraucht man die KUR IN DER STADT, die man bewohnt. Es wird sich sicher immer ein Arzt finden, der nicht vor allen seinen Patienten Ruhe haben will, sondern den einen oder den anderen veranlaßt, das Karlsbader Wasser, anstatt heiß an der Quelle, kalt oder gewärmt daheim zu trinken. Es hilft dies bisweilen ebensowenig. […] Aber das Trinken ist bedeutend gesünder, weil es ohne Musik vorgenommen werden kann, nachdem der vorgeschriebene Brunnen aus der Apotheke oder der Mineralwasserhandlung eingetroffen ist.[543]

Die Bezeichnung der Kurgäste als »beschwipste Thermalmeute rücksichtsloser Genesungsgewinnler«[544] mag dem dezenten Streben nach Gesundheit nicht ganz gerecht werden.

»Im achtzehnten Jahrhundert bekam man am zuverlässigsten ein Bad, wenn man verrückt war. Dann konnten sie einen nicht genug baden.«[545] Wohl ein sehr pointierter Kommentar, doch ist an den beiden Aspekten etwas Wahres. Einerseits war die tägliche Körperpflege noch keine Selbstverständlichkeit und aufgrund des Zuschnitts der Wohnungen nur eingeschränkt verfügbar, andererseits spielte das Wasser bei der Therapie bzw. als Strafe der Nervenkranken eine bedeutende Rolle.[546] Unvorhergesehene Sturzbäder mit kaltem Wasser waren bei Geisteskrankheiten zur Maximierung des Schreckmoments empfohlen.[547] Abgelöst wurden diese durch nicht minder unangenehm anmutende »kalte Spritzbäder auf den Kopf«[548]. Es galt für dieses Fachgebiet noch einige Entwicklungsschritte zu nehmen. Mitte des 19. Jahrhunderts gab es neben von öffentlicher Hand geführten Institutionen zunehmend ein Angebot an privaten Sanatorien, auch als Wasserheilanstalten, Kurhäusern usw. bezeichnet, die aktiv von Patienten aufgesucht wurden. Das Spektrum, welches über die Jahre hinweg geschärft wurde, umfasste erst neurologische, psychiatrische sowie internistische Krankheitsbilder und führte dann zur Spezialisierung auf einen Schwerpunkt. Die (Kalt-)Wassertherapie trat in den Hintergrund.[549]

Und die Bäderreise? »Zum Wunsch nach Gesundheit kamen von Anfang an Faktoren wie Unterhaltung, Geselligkeit und die Aussicht auf Kontakte in Hinblick auf Ämter, Geschäfte oder Heiraten.«[550] Stettenheim sah es ähnlich: »Wenn nur Kranke Badereisen unternähmen, so würden die Heilorte verteufelt schlechte Geschäfte machen.«[551] Es finden sich in Ratgebern auch mahnende Worte zur Gesellschaft in Bädern:

> Nicht selten bildet gerade der Wunsch einer günstigen Heiratsgelegenheit den eigentlichen Grund der Badereise. [...] Viel häufiger noch suchen sich ruinierte Existenzen durch eine reiche Heirat rasch zu »arrangieren«, wie es in der sogenannten Kavarierssprache heißt, in der Sicherheit, daß ihre Vergangenheit, ihr zweifelhafter Ruf hier nicht bekannt.[552]

JULIUS STINDE (1841–1905) ging so weit, einen unzweideutigen Buchtitel zu wählen: *Pienchens Brautfahrt*. Natürlich ging es an die See, natürlich gab es Irrungen und Wirrungen, die Postkarten, auch solche mit Abbildungen.[553]

Um zu einem Zielort zu werden, war im 19. Jahrhundert nicht das Vorhandensein einer wohltuenden Quelle notwendig, Luft und Landschaft reichten, um in den elitären Kreis aufgenommen zu werden – »›Kurort h. c.‹«[554] für »›Titularkranke[ ]‹«[555]. Diese bewegten sich im Kurort: »Gerade im Kurort, wo es völlig gleichgültig zu sein schien, wo und wie man seine leeren Schlender-Kilometer mit gesunder Luft und appetitlichen Erlebnissen füllte, wurde die gewissenhafte Auswahl der Zielpunkte zur hohen Schule der Konvention und damit zu einem Faktor der Sinnstiftung.«[556]

Auch das Glücksspiel wurde in Kurorten als Mittel zum Zeitvertreib angeboten oder Kurorte des Glücksspiels wegen aufgesucht[557]. Die Dramatik, negative Auswirkungen, aber auch die Faszination zeigte FJODOR MICHAILOWITSCH DOSTOJEWSKI (1821–1881), der Spielsucht selbst verfallen, in seinem Roman *Der Spieler*[558]. Im Kurort Roulettenburg sind die Spieler immer gefordert, Winkel- und Schachzüge für das ewige Streben nach Geld zu tun. Die Gewinne werden in kürzester Zeit verspielt, und die Suche beginnt erneut. Dies alles vor dem Hintergrund einer feinen Gesellschaft, die sich um Vermögen und Existenz sorgt. Das Übermaß an Unterhaltung kritisierte auch Spitzer, indem er über Karlsbad schrieb, »[…] daß auch ein Gesunder, wenn er sich hierher verirren sollte, wenigstens für einige Zeit ganz zu vergessen vermöchte, daß ihm nichts fehlt.«[559] Selbst reiste er nach Marienbad, »dem harmlosesten unter den böhmischen Kurorten, in dem es keine ernstlich Leidenden gibt«[560]. Um das Westböhmische Bäderdreieck[561] komplett vorzustellen, lesen wir bei MARIE VON EBNER-ESCHENBACH in einer ihrer ersten Veröffentlichungen nach. Sie lässt eine Dame der Gesellschaft dorthin reisen und im Briefwechsel mit ihrem Arzt Kunde vom Erlebten geben. Eine durch und durch gesellschaftskritische, satirische Betrachtung. »Die Franzensbader Luft scheint mehr als jede andere etwas Zersetzendes für die Gesellschaft zu besitzen, sie zerlegt dieselbe in scharf abgesonderte Gruppen, die sich der entschiedensten Exklusivität befleißigen.«[562] Mit der Wannenpoesie[563] treibt sie die Rüge auf die Spitze.[564]

Die Gesellschaft hat aber natürlich einen gewissen Druck, verreisen zu müssen. Der selbst mit Vorliebe reisende Theodor Fontane beschrieb dies so:

> Alle Welt reist. So gewiß in den alten Tagen eine Wetter-Unterhaltung war, so gewiß ist jetzt eine Reise-Unterhaltung. »Wo waren Sie in diesem Sommer« heißt es von Oktober bis Weihnachten; »wohin werden Sie sich im nächsten Sommer wenden?« heißt es von Weihnachten bis Ostern: […] Wie sich Kinder auf den Christbaum freuen, so freuen sich die Erwachsenen auf Mittsommerzeit; die Anzeigen der Saisonbillets werden begieriger gesucht als die Weihnachts-Annoncen […].[565]

Und wen traf man?

»Wie haben Sie sich in Ischl unterhalten, teure Freundin?« – »O es war unausstehlich; man begegnet dort allen Bekannten, denen man in Wien ausgewichen ist. Und Sie Glückliche waren auf Rigi-Kaltbad?« – »Ich hab mich dort entsetzlich gelangweilt; denken Sie, ich habe kein einziges bekanntes Gesicht dort gesehen«.[566]

Stettenheim schlug in dieselbe Kerbe: »Es wird von der Majorität aus zwei Gründen gesommerreist. Erstens will man die Frühlingsfrage: Wohin reisen Sie im Sommer? und zweitens will man die Herbstfrage: Wo sind Sie im Sommer gewesen? mit dem Namen einer entfernt liegenden Ortschaft beantworten können.«[567]

Einen neuen Zugang zum Wasser als Therapie forderte GEORG CHRISTOPH LICHTENBERG[568] (1742–1799), ein geachteter Mann als Wissenschaftler und Schriftsteller. Gut, vielleicht müsste er die herkömmliche Art der Wassertherapie nicht als »hochgepriesene[n] Reinfall«[569] oder »Waschbecken-Tumult«[570] bezeichnen, um seine durch den Aufenthalt in England positive Wahrnehmung von Seebädern allgemein zu propagieren.[571] CARL HAEBERLIN (1870–1954) deutet den Wandel bei der Nutzung der Bäder an. »Die Zeiten, wo man Kurorte in erster Linie um des dort zu verbringenden gesellschaftlichen Lebens willen aufsuchte, sind vorbei. Der Aufenthalt im Kurort ist für die weit überwiegende Mehrzahl aller Besucher eine gute und ernste Sache geworden.«[572] Dazu passt die Frage nach dem Maßhalten. »So unbestritten die Forderung nach Geselligkeit im Bade ist, so umstritten der Grad ihrer Zulässigkeit z.B. hinsichtlich des Tanzes.«[573] Diese Art der Ablenkung wird auch als Argument für den Besuch einer bestimmten Anstalt hergenommen. So liest man über Bad Kreuzen:

> Hier gibt es keine Komödien, Konzerte, Bälle, keine Lesezirkel, keine Musik! Dagegen wird hier der Freund der Natur an der Musik der Waldvögel, am Donner der Wasserfälle sein Ohr; – an der schönen Ansicht der Wälder, Wiesen, der Meereswogen des wallenden Getreides, an überraschenden Fernsichten sein Auge ergötzen [...].[574]

In der ein oder anderen kritischen Sichtweise mag jedenfalls ein Körnchen, vielleicht gar ein Korn, Wahrheit liegen. Mit Sicherheit fand über die Jahrhunderte eine wissenschaftliche und ärztlich professionelle Weiterentwicklung bei der Nutzung und Anwendung statt. Das Klischee der Badereise als Ortswechsel mit guter Unterhaltung und medizinischer Rechtfertigung ist so nicht mehr aufrechtzuerhalten. Das damalige Österreich, insbesondere auch Wien, spielte bei der (Weiter-)Entwicklung und Promotion der Wasserbehandlung eine herausragende Rolle. Mark Twain rät daher:

All unhealthy people ought to domicile themselves in Vienna, and use that as a base, making flights from time to time to the outlying resorts, according to need. A flight to Marienbad to get rid of fat; a flight to Carlsbad to get rid of rheumatism; a flight to Kalteneutgeben [sic!] to take the water cure and get rid of the rest of the diseases.[575]

Andrea Praschinger und Manfred Skopec

Die stationäre Versorgung

Der vorliegende Bestand an Postkarten zeigt facettenreich unterschiedliche Angebote an medizinischen Einrichtungen. Darin ist der Wandel in der Medizin, im Gesundheitswesen immer vor dem Hintergrund gesellschaftlicher und politischer Ereignisse ablesbar. Das Kurwesen ist jenes, das ausgehend von den Behandlungen mit Wasser zu einer institutionalisierten Form gefunden hat. Sie hat einen fixen Platz unter der Fülle therapeutischer Optionen eingenommen. Zwei Anstaltstypen werden auf einer großen Zahl von Karten gezeigt und sollen deswegen herausgegriffen, in ihrer Bedeutung, ihren Alleinstellungsmerkmalen sowie ihrer Wechselwirkung miteinander vorgestellt werden.

Kaltwasserheilanstalten/Wasserkuranstalten

> Man schreibe sich in den Krankenstuben den glücklichen Ausgang der Krankheiten einmüthig zu, und man schiebe alle Fehler unserer Kunst auf die Natur.[576]

Die Therapie mit Wasser war keine Selbstverständlichkeit, es gab unterschiedliche Spannungsfelder, die aufgedeckt bzw. überwunden werden mussten. Zum einen gab es den Konflikt mit der Schulmedizin – die unterschiedlichen Behandler mit Wasser bzw. deren Anhänger waren sich nicht einig –, zum anderen gab es noch jene, die Kritik an der aktuellen Methode der Wasserbehandlung übten, da sie diese Behandlungsform weiterentwickeln wollten – denn noch waren hier nicht alle Möglichkeiten ausgelotet.

Die institutionalisierte Behandlung mit Wasser als direkter Vorläufer der uns heute bekannten Therapieform geht auf die Kaltwasserheilanstalt von VINCENZ PRIESSNITZ[577] (1799–1851) zurück, welcher am Gräfenberg in Freiwaldau, Österreichisch-Schlesien (heute Tschechische Republik), lebte und arbeitete. Er entwickelte bereits in jungen Jahren aus der Beobachtung der Natur[578] und durch Selbstbehandlung[579] eine Behandlungsform, die »einen Staatsstreich im Bereich der ärztlichen Heilkunde«[580] markiert. Denn Prießnitz stammte aus bäuerlichem Haus, hatte nur einige Jahre die Schule besucht, eine medizinische sowie wissenschaftliche Bildung war ihm fremd. Seine Therapie[581] mit

Wasser[582], Ruhe, einfacher (Kritiker meinen, zu schwerer)[583] Kost und viel Bewegung, ggf. sogar körperlicher Arbeit an der frischen Luft, schaffte es, Patienten, Ärzte und die Mitglieder einer zur Bewertung geschickten Kommission der k. k. Hofkanzlei zu überzeugen.[584] Seine Methode wurde nicht nur zur Behandlung von bestimmten Krankheitsbildern eingesetzt, sondern auch zur Vorsorge. Dieses Konzept, welches ohne die Gabe von Arzneien bzw. chirurgische Eingriffe funktionierte, war binnen kurzer Zeit überregional bekannt.[585] Seine Art der Therapie fand international viele Nachahmer. Prießnitz wurde auch deshalb rezipiert, weil er sein Wissen teilte, Ärzte hospitieren ließ, auch wenn er akademisch ausgebildeten Gästen nicht sehr gewogen war.[586] Parallel zu Prießnitz, aber nicht in Absprache oder Zusammenarbeit[587], entwickelte sein Schulkollege JOHANN[588] SCHROTH (um 1798[589]–1856) unweit in Niederlindewiese ebenfalls eine Therapiemethode mit Wasser, setzte jedoch auf feuchte Wärme und eine Heilfastenkur, die heute noch unter seinem Namen bekannt ist, die Schrothkur.

Eine Phase der öffentlichen Diskussion über Wasserbehandlung wurde in Gang gesetzt. Dadurch wurde die Arbeit der Familie HAHN[590] wiederentdeckt. Zu ihrer Zeit haben ihre Mitglieder die Wassertherapie in lokalem Rahmen bekannt gemacht, erzielten aber keine langfristige Breitenwirkung und wurden als Urheber nicht gewürdigt. Hervorheben muss man jedoch, dass hier über 100 Jahre vor der durch Prießnitz ins Rollen gebrachten Bewegung von akademisch ausgebildeten Ärzten bereits mit Wasser behandelt, dies erforscht und publiziert[591] wurde. Ebenso steht zu hinterfragen, inwieweit der Wirkungsort der Familie Hahn, Schweidnitz[592], nicht doch einen Einfluss auf die spätere Entwicklung genommen hat. Sicherlich, von Prießnitz ist überliefert, dass er kaum Einschlägiges las oder publizierte, doch wird ebenso überbracht, dass er als kleiner Junge in der Stube abseits der Erwachsenen bei Gesprächen über die Behandlungsmethoden der regional bekannten heilkundigen Laien gelauscht hat.[593] Das ist ein mögliches Indiz dafür, dass die Wassertherapie in der Bevölkerung mündlich tradiert wurde, ohne Nachweis von Publikationen und Einfluss auf die gelehrte Medizin. Prießnitz mag dieses Wissen aufgeschnappt, mit seinen Beobachtungen der Natur verknüpft und bereits mit 14 Jahren[594] angewendet haben, noch vor dem häufig als Initialerlebnis zitierten Unfall mit seinen gebrochenen Rippen. Mit der ergänzten und überarbeiteten Neuauflage von Hahns Werk[595] durch Oertel, 1831 erstmals wieder publiziert, fand der Hahn'sche Beitrag zur Behandlung mit Wasser die entsprechende Würdigung.

Bis heute ist der Priester SEBASTIAN KNEIPP (1821–1897) bekannter Namensgeber für Produkte, Therapien und Einrichtungen. Sein Wirken kann man als Fortsetzung der Wassertherapie, basierend auf Vincenz Prießnitz, umschreiben.

Die Behandlung mit Wasser dauerte kürzer als bei seinem Vorgänger und wurde durch den Einsatz von Kräutern ergänzt. Generell gab Kneipp Anleitung zum glücklichen Leben.[596] Kritisiert wird an seinem Schaffen, dass Eckpunkte seines Therapieansatzes auf Prießnitz fußen, ohne seinem Kollegen die notwendige Wertschätzung auszudrücken.[597] Kneipp wurde, selbst an einer Tbc-Erkrankung schwer leidend, durch Lesen eines Buches über die Heilkraft des Wassers animiert, sich mit Wasser zu behandeln – mit Erfolg, nachdem zuvor die Ärzte an der Therapie gescheitert waren.[598] Was Kneipp unzweifelhaft Prießnitz voraushatte, waren die selbst verfassten Publikationen. Über Prießnitz wurde viel geschrieben bzw. von seinen Verwandten im Nachhinein Anerkennung eingefordert.[599] Doch heute ist der Name Prießnitz fast zur Gänze durch den von Kneipp überschrieben.

Wilhelm Winternitz hatte sich nicht nur um den wissenschaftlichen Zugang zur Wasserbehandlung bemüht, er führte auch in Kaltenleutgeben[600], einem Ort reich an Quellwasser unweit von Wien, eine ehemalige Badeanstalt – ab 1865 als Wasserheilanstalt – mit Erfolg: In den ersten 25 Jahren des Bestehens stieg die Bettenzahl von 15 auf 320.[601] Winternitz durfte 1898 die Familie Clemens (den als Mark Twain bekannten Schriftsteller mit Gattin und Tochter) für einige Monate begrüßen, keine unerfahrenen Patienten, die sich Linderung durch die Wasserkur erwarteten. Mark Twain wurde als Junge von seiner Mutter mit Wasser behandelt, selbst versuchte er einer starken Verkühlung mit Wasserbehandlung Herr zu werden. Zwar genas er, schrieb dies jedoch nicht der Behandlung[602] zu, im Gegenteil, er wurde angeregt, sein Erlebnis in einem humorvollen Bericht *Curing a Cold* zu veröffentlichen[603]. Noch mehr Enthusiasmus für die Wasserbehandlung brachten seine Frau Olivia (1845–1904, geb. Langdon) und deren Familie mit. Ihre Familie ließ sich in Elmira, New York, nieder, wo Silas O. Gleason (1818–1899) und seine Frau Rachel (1820–1905, geb. Brooks) 1852 eine der ersten und bedeutendsten Einrichtungen für Wasserbehandlung in den USA schufen. Besonders Rachel verdient Aufmerksamkeit, denn sie nutzte die Gunst der Zeit, studierte Medizin[604] und praktizierte in der für Frauen akzeptierten Nische »Wasserbehandlung« mit breit angelegtem Spektrum.[605] Ihre Erfahrungen schrieb sie in einem Ratgeber[606] für Mädchen und Frauen nieder, der Empfehlungen für die verschiedenen Phasen weiblichen Lebens anbot. Auch wenn die Zeit in Österreich bzw. Kaltenleutgeben für Mark Twain schriftstellerisch erfolgreich war, der Gesundheitszustand seiner Frau und seiner Tochter verbesserte sich nur unwesentlich. Nach jahrelangem Festhalten an der Wassertherapie trat – nicht nur bei Mark Twain – eine Ernüchterung ein.[607]

Der Begriff »Wasserheilkunde« bezeichnete ein häufig von Laien propagiertes Feld, welches zum Teil auf alte naturnahe Zugänge und Therapiemethoden zurückgriff. Weitergeführt wurde dieser Ansatz von der »Naturheilkunde«[608], die die Behandlung mit Wasser ergänzte, beispielsweise durch besondere Ernährung oder den Einsatz von Kräutern.[609] Wie stand es nun mit dem Verhältnis von Naturheilkunde und akademischer Medizin? In der ersten Hälfte des 19. Jahrhunderts war ein Misstrauen der Hochschulmedizin[610] evident. Wasser- und Homöopathie boten alternative Konzepte an.[611] Sebastian Kneipp sollte beide Ansätze in seinem Konzept verbinden.[612] »Aus dem Antagonismus des 19. Jahrhunderts ist eine Symbiose geworden.«[613] Verständlicherweise gab es Spannungen, da der neue Weg zum Teil von Laien gestützt wurde und auf »natürlichen« Mitteln basierte. Ein Autor ging hinsichtlich der Hydropathie so weit, von »einem Armenhaus der Medicin«[614] zu sprechen, »in welches alle sich flüchten, denen es an wissenschaftlicher Befähigung fehlt, um auf gewöhnlichem Wege eine Praxis zu erwerben.«[615]

Wie kann man die Hinwendung und Rezeption zur erst nicht akademischen Behandlung erklären? Das Bürgertum in der ersten Hälfte des 19. Jahrhunderts war aus zwei Gründen dafür zugänglich: Zum einen bot die Schulmedizin kein einheitliches Vorgehen an, und zum anderen war die medikamentöse Therapie nicht wohlerprobt. Arzneimittel verursachten oft schwerwiegende Schäden.[616] »Die Schulmedizin hatte auf dem Gebiete der Diagnostik bis dahin Unvorstellbares geleistet, im Hinblick auf die Krankenbehandlung aber vermochte sie den großen Erfolgen des schlesischen Bauern Vincenz Prießnitz nichts Gleichwertiges entgegenzusetzen.«[617] Mit ein Grund war sicherlich auch die Geisteshaltung. JEAN-JACQUES ROUSSEAU (1712–1778) beschrieb die oft zitierte Bedeutung der Natur. In seinem Werk *Émile oder Über die Erziehung* legte er, am Beispiel des Lebensgangs eines Jungen bis zur Heirat, die Ideen seiner Pädagogik dar. Zentral dabei ist die Natur, beispielhaft angewendet auf die Erziehung. So sollte man das Kind genauso wenig wie eine Pflanze gegen die Natur zwingen[618], es nicht in Kontakt mit der gefährlichen Arzneikunst kommen lassen[619], mit (kaltem) Wasser abhärten[620], es Wasser trinken lassen[621] und auf Sauberkeit achten[622].

Ein Arzt, der über sein Fachgebiet reflektierte, im Speziellen auch ein Kapitel den Modekuren[623] (beispielsweise Schroths Semmelkur) widmete, schrieb zu diesem Dilemma der nicht akademisch fundierten Versorgung: »Blicke ich aber auf alle hier aufgezählten Modekuren der letzten Jahre zurück, so sind sie ein trauriger Beweis davon, wie sehr die wissenschaftliche Medicin an Vertrauen eingebüßt hat«.[624] Man sieht aber auch einen Nutzen in der Diskussion, um »der alten Heilkunde einmal recht tüchtig den Kopf zu waschen, oder ihr den graugewordenen Bart der Schulweisheit auszurupfen«.[625] Winternitz war der Meinung, dass aber auch die Schulmedizin das Ihre zum Konflikt beigetragen hatte:

> Sich mit Anwendung des Wassers zu Heilzwecken befassen, galt bei der Schulmedizin nicht als ebenbürtig. Nur dieser Geringschätzung war es zuzuschreiben, dass so viele Laien und Kurpfuscher seit jeher sich dieser einfachen Heilmethode bemächtigten, um mit derselben ihr, es lässt sich nicht läugnen, oft erfolgreiches, oft gefährliches Unwesen zu treiben.[626]

MAXIMILIAN KEYHL[627] (gest. 1870), selbst von Prießnitz ausgebildet, lobte das Wasser als universelles Heilmittel[628], jedoch sprach er sich dagegen aus, Wasser als Universalmittel zu bezeichnen, das Ärzte sowie andere Medikamente überflüssig macht.[629] Seiner Auffassung nach sollten »Aerzte die Wasser-Heilmethode als einen wesentlich nothwendigen Theil der allgemeinen Heilkunde«[630] sehen. THEODOR KURTZ, praktischer Arzt und Geburtshelfer, stellt die Therapie mit Wasser so dar, dass sie bei gewissen Krankheitsbildern heilt, bei anderen unterstützt bzw. lindert und bei manchen nicht hilft – »[...] das ist ja grade so wie mit allen andern Heilmethoden.«[631]

Die Lösung im Kampf Ärzte gegen Laien bot der deutsche Arzt ADOLF KUSSMAUL (1822–1902) in einer Reflexion zur Prüfungsordnung mit einer Diskussion zum Medizincurriculum. Er hielt fest, dass die Menschen immer mehr – und das zu Recht – zur Überzeugung gelangen, dass Arzneimittel nicht die einzige Strategie darstellen, um den Heilungsprozess zu unterstützen bzw. herbeizuführen. Die Wasserheilverfahren wären mittlerweile ausgereift, nur lernten davon die Studierenden kaum etwas und hätten im Vergleich zu den diese Therapie anbietenden Laien einen Nachteil. Er forderte, diese Inhalte zu vermitteln, entsprechende Lehrstühle einzusetzen und klinische Abteilungen mit diesem Behandlungsschwerpunkt zu schaffen.[632] Das Gleiche war Jahrzehnte zuvor aus anderer Motivation heraus bereits von der Gegenseite gefordert worden.[633]

Anhand der Gemeinde Bad Kreuzen in Oberösterreich lassen sich unterschiedlichste Aspekte der Nutzung des Wassers durch eine Ortschaft, die sich dem Wasser als Heilmittel verschrieben hat, aufzeigen. Erahnen lässt sich in Bad Kreuzen die systematische Anwendung der vorhandenen Ressourcen seit dem Mittelalter[634]. Institutionalisiert wurde sie Mitte des 19. Jahrhunderts, um dem Rentverwalter von Schloss Kreuzen Therapiemöglichkeit für sein Leiden zu bieten, nachdem eine Reise nach Gräfenberg für ihn nicht möglich war. Die Gegend bot sich mit den natürlichen Ressourcen für eine Kaltwasserheilanstalt an. Der hiesige Wundarzt MAXIMILIAN KEYHL stimmte zu, sich bei Prießnitz[635] ausbilden zu lassen.[636] Rund ein halbes Jahr nach der Rückkehr Keyhls vom Gräfenberg konnte Mitte 1846 der Betrieb mit einer an das dortige therapeutische Spektrum angelehnten Kaltwasser-Heilanstalt aufgenommen werden[637]. Leider profitierte der kurz darauf verstorbene Rentverwalter nicht mehr von dem Behandlungsangebot. Jedoch war die Basis für den bis heute bestehenden Kurort Bad Kreuzen gelegt, dessen Bestehen keine Selbstverständlichkeit darstellt. Es mussten Besitzerwechsel, das Ausscheiden von prägenden Persönlichkeiten[638], Antisemitismus, zwei Weltkriege und die damit verbundenen Funktionswandel (z. B. Lazarett, Lungenheilstätte, Rückwandererheim, Arbeitererholungsheim, Flüchtlingsheim) verkraftet werden. Seit 1972 wird in der Gemeinde Bad Kreuzen wieder mit Wasser behandelt, jedoch – einem Treppenwitz der Geschichte gleich – im Kneipp-Traditionshaus der Marienschwestern vom Karmel.

Zusammenfassend kann man festhalten, dass durch die Wassertherapie[639] Impulse in unterschiedlichen Bereichen gesetzt wurden. Zum einen ist die akademische Medizin zu einem inneren Entwicklungsprozess mit angeregt worden, zum anderen wurde die Bewegung des »Ins-Bad-Fahrens« in Gang gesetzt. Das Image der stationären Hilfe bei Erkrankungen wurde dadurch aufgebessert.

Eingeschrieben: Marie von Colomb

[...] mit reinem Wasser in verschiedenen Temperaturgraden [...] und überhaupt mit nur solchen Dingen unsere Kranken heilen, die auch für Gesunde gesund sind.[640]

Als Bindeglied zwischen der Behandlung vorrangig mit Wasser oder vorrangig mit Luft ist eine Frau zu nennen: MARIE VON COLOMB (1808–1868). Selbst war sie nach langen Jahren des Leidens als Patientin 1842 zu Prießnitz auf den Gräfenberg gekommen und wurde unter seiner Obhut geheilt. Ihr Aufenthalt dauerte sechs Jahre, umfasste die eigene Genesung, aber auch die Auseinandersetzung mit dem Heilverfahren und dessen Studium. Sie war an einer systematischen Darstellung der Wasserheilmethode interessiert, später verfolgte sie den Gedanken, eine eigene Kaltwasserheilanstalt zu betreiben – und erreichte dies in Görbersdorf (Schlesien; heute Sołołowsko, Polen) unter großen Schwierigkeiten, aber letzten Endes ohne günstigen Verlauf.

Warum Görbersdorf? Der Ort war gut erreichbar, Landschaft und Natur entsprachen den Anforderungen, gutes Quellwasser war vorhanden, für Unterkunft der Patienten im Dorf war gesorgt. Sie legte, nicht ohne Schwierigkeiten, die erforderlichen Prüfungen ab – die Erfüllung ihres dringlichen Wunsches, sich für das Medizinstudium einschreiben zu können, blieb ihr jedoch versagt. 1849 erwarb sie die für den Betrieb einer solchen Anstalt notwendige Konzession, und mit der Eröffnung im April 1850 kamen jährlich Patienten zur Behandlung. Das jähe Ende wurde 1854 eingeleitet. Schwerwiegende familiäre Zerwürfnisse und Kompetenzstreitigkeiten unterbanden das weitere Wirken Marie von Colombs in der von ihr aufgebauten Anstalt. Weitere Versuche, an anderer Stelle Fuß zu fassen, scheiterten.

Ihre Vision ging nicht in Erfüllung, nämlich, dass ihre Wasserheilanstalt »[...] zu einer hydropathischen Mutteranstalt für Schlesien, Kraft, Gesundheit und Leben von sich ausströmend, heranwachsen werde.«[641] Sie gab jedoch nachhaltig Anstoß dazu, dass ein junger Student und späterer Arzt durch ihre Unterstützung erst sein Medizinstudium, sodann sein Konzept der Lungenheilbehandlung verwirklichen konnte: Ihr Schwager HERMANN BREHMER (1826–1889) war es, der Konzept und räumliche Gegebenheiten als Ausgangsbasis für sein Lebenswerk nahm. Marie von Colomb behandelte und heilte den an Tbc erkrankten Brehmer. Er nutzte in der Folge das Erlebte, das Wissen aus seinem Studium und die Erfahrung als Arzt in der Wasserheilanstalt – deren Leiter er ab 1854 war –, um, im festen Glauben an die Heilbarkeit der Erkrankung, ein Konzept der stationären Behandlung zu entwickeln.[642]

Lungenheilstätten

Einer hat einmal den ausgezeichneten Gedanken gehabt, [...] die Tuberkuloseheilung auf die Basis der sogenannten Liegekur zu stellen; seitdem müssen alle Lungenkranken in den Lungenkurorten dieser Welt den ganzen Tag, ohne sich zu rühren, und ohne größtmögliche individuelle Einschränkung, auf den Liegehallen liegen.[643]

Lungenheilstätten zeugen davon, wie eine Infektionskrankheit die Menschheit über Jahrtausende beschäftigen kann. Diese Art der Einrichtung stellte für einige Jahrzehnte eine Behandlungsstrategie dar, denn die Therapie der Ursache (Infektion mit einem Bakterium) konnte erst später umgesetzt werden.

Für die Tuberkulose (kurz Tbc) finden sich viele Bezeichnungen, so unter anderem Schwindsucht, Phthisis, Abzehrung, Auszehrung, Wiener Krankheit, Skrofulose[644]. Sie manifestiert sich hauptsächlich in der Lunge, wird von Mensch zu Mensch, aber auch vom Tier zum Menschen übertragen und ist bereits bei prähistorischen Skeletten nachweisbar. Dennoch ist diese Erkrankung auch aufgrund einer mangelhaften Immunisierung und hinzukommender Antibiotikaresistenzen bis heute weltweit ein eklatantes Problem. Fortschritte bei der Diagnose durch ROBERT KOCH (1843–1910) und bei medikamentösen Therapien machten die Erkrankung erkenn- und behandelbar. Trotzdem bereitet ein nachteiliges soziales Setting mit ungünstiger sanitärer Situation den Nährboden für den Ausbruch der Krankheit.

Welches Angebot stand den Erkrankten damals zur Verfügung? Gerade in einer durch massiven Zuzug geprägten Großstadt wie Wien hat die Tbc ab dem Ende des 18. Jahrhunderts unzählige Opfer gefordert, selbst vor dem Kaiserhaus bzw. dem Kaiser selbst[645] machte sie nicht Halt. Eine breit angelegte Initiative als Gegensteuerung wurde erst während des Ersten Weltkriegs implementiert. Zuvor waren es einzelne Institutionen oftmals privater Vereine bzw. Initiativen einzelner Personen um die Mitte des 19. Jahrhunderts[646], die eine Versorgung bzw. Behandlung boten.[647]

Mitte des 19. Jahrhunderts wurde hinsichtlich der stationären Versorgung Erkrankter die Heilstättentherapie, deren zentrales Moment die Freiluftliegekur[648] war, ausgerufen. Man zielte darauf ab, den Patienten im Idealfall zu heilen, sah es aber auch als Erfolg, wenn man den Erkrankten so weit herstellen konnte, dass er für bestimmte Zeit wieder kräftig genug war, um in das (Erwerbs-)Leben zurückzukehren.[649] Wasser als Therapeutikum fand je nach Ansatz dabei ebenfalls Anwendung. Die Ärzte Hermann Brehmer und PETER DETTWEILER[650] (1837–1904) waren an dieser Entwicklung mit ihren Anstalten in Görbersdorf bzw. Falkenstein (Deutschland) maßgeblich beteiligt.[651] Zentral für die Behandlung waren neben viel Ruhe sättigende Mahlzeiten und ein schonender Aufenthalt an der Luft. Der Verbleib an der frischen Luft konnte über Stunden hin ausgedehnt werden, und sogar nachts wurde eine umfassende Belüftung, sofern die Temperatur dies zuließ, angestrebt. Je nach Auffassung des Arztes wurde auf klimatisch günstige Gegenden bestanden oder generell der Aufenthalt draußen, unabhängig von lokalen Gegebenheiten, akzeptiert. In Österreich übernahm die Rolle des Vorreiters Leopold Schrötter Ritter von Kristelli, der in Alland, südwestlich von Wien, finanziert durch private Spenden eine stationäre Einrichtung zur Behandlung schuf, die 1898 den Betrieb aufnehmen konnte und in der Folge weiter ausgebaut wurde. Dieses durch eine geringe Zahl von verfügbaren Betten limitierte Angebot stand der großen Zahl an Erkrankten gegenüber. Schrötter setzte sich auch für eine »soziale[ ] Tuberkuloseprophylaxe«[652] ein.

Die Versorgung Tbc-Erkrankter in einer Musteranstalt wie Alland polarisierte aber auch. Zum einen war diese nicht von öffentlicher Hand finanziert, zum anderen war die Form der Behandlung nur einem verschwindend geringen Teil der Patienten zugänglich. Weiters führten Kritiker ins Treffen, dass die Implementierung dieser Art der Versorgung zu spät begonnen worden – wobei dieses Argument auch auf andere Länder zutreffend wäre[653] – und die Aufnahme nur auf Erkrankte mit guter Prognose beschränkt sei. Die Hauptlast bei der Versorgung kam den öffentlichen Krankenanstalten zu, welche jedoch bei weitem nicht alle Erkrankten aufnehmen konnten.[654]

> Aber man muß sich fragen, ob die Schaffung einer Heilstätte das Dringendste ist, wo doch Tausende von Tuberkulosebetten fehlen und errichtet werden müssen und ob die Gründung und Erhaltung von Heilstätten Sache der öffentlichen Wohltätigkeit und nicht vielmehr Sache der Versicherungsträger, also des Staates, der Kassen und großen Gemeinwesen ist, und ob mit der Schaffung einer großangelegten Fürsorgeorganisation dem Staate und der ganzen Bevölkerung nicht ein weitaus größerer Dienst erwiesen werden könnte.[655]

In diesem Sinne wurden punktuell weitere Heilstätten dieser Art betrieben, und maßgeblich wurde ab 1917 ein Netz an Tuberkulose-Fürsorgestellen[656] geschaffen. Der Staat nahm bei der Versorgung immer mehr seine Aufgabe wahr, angestoßen durch das Engagement der Landesverteidigung, beginnend mit dem Ersten Weltkrieg.[657] Wien schuf innerhalb und außerhalb der Stadt- und Staatsgrenzen entsprechende Ressourcen für eine stationäre Aufnahme (in bestehenden Spitälern bzw. eigenen Institutionen), aber auch ambulante Anlauf- und Beratungsstellen[658] – Angebote, die dann Mitte des 20. Jahrhunderts in dem umfassenden Ausmaß nicht mehr vonnöten waren und reduziert werden konnten[659].

Der Betrieb einer Heilstätte für Lungenkranke war keine Selbstverständlichkeit für die Orte/Gemeinden. Für die von Schrötter initiierte Anstalt wäre in Reichenau bereits eine Liegenschaft gespendet gewesen. Man konnte den Betrieb dort ob des Widerstandes der Bevölkerung und deren Bedenken nicht umsetzen, fand aber Jahre später Gehör in Alland.[660] Auch bei der Errichtung der Anlage und ihrer weiteren Nutzung gab es mehrere Wege. Während man für den Betrieb in der Heilanstalt Alland entsprechende Gebäude schuf, hatte man für die Lungenheilstätte »Baumgartner Höhe« bestehende Räumlichkeiten aus der Heil- und Pflegeanstalt »Am Steinhof« abgetrennt und umfunktioniert. Nachdem die Ressourcen nicht mehr vonnöten waren, wurde Alland inhaltlich neu ausgerichtet und in ein Rehabilitationszentrum mit Schwerpunkt auf Stoffwechselerkrankungen umgewandelt, die »Baumgartner Höhe« weitete das Behandlungsspektrum aus und fungierte über Jahre als ein umfassendes Pulmologisches Zentrum. Der Rückgang des Bedarfs an Versorgungskapazitäten erklärt sich mit rückläufigen Ersterkrankungen sowie mit einer wirksamen Therapie, ergänzt durch neue Fragestellungen an die Medizin hinsichtlich der Erkrankung der Atemwege beispielsweise aus dem Bereich der Onkologie oder der chronischen Lungenerkrankungen.[661]

Für die Entwicklung der Lungenheilanstalten waren die Kriegsjahre mit ihren Entbehrungen maßgeblich treibender Faktor. Das Militär erkannte die Notwendigkeit, Institutionen für Tbc-Erkrankte zu errichten – die in den Nachkriegsjahren der Zivilbevölkerung zugutekamen. Die ab 1917 erbaute Barackenunterkunft am Grimmenstein (Lfnr. 36, Niederösterreich) wurde vom Österreichischen Roten Kreuz übernommen und zu einer Volksheilstätte für Männer, Frauen und Kinder umgebaut.[662] In Tirol kann zur Heilanstalt Hochzirl (Lfnr. 45–47) ein ähnlicher Verlauf berichtet werden. 1917 wurde von militärischer Seite her mit der Errichtung einer Heilstätte begonnen, jedoch wurde diese nicht fertiggestellt. Die Krankenversicherungsanstalt der Bundesangestellten führte den Bau zu Ende und eröffnete 1924 eine Lungenheilstätte.[663] Es wurde auch auf bestehende Anstalten wie die Heilstätte Hörgas zugegriffen und die Belegung von zivilen Patienten zurückgedrängt.[664]

Bei der Behandlung Tbc-Erkrankter sind unterschiedliche Kategorien verzeichnet:

– Krankenanstalten, die eine Tbc-Fürsorgestelle in Wien geführt haben, z. B. Elisabethspital (Lfnr. 101)
– Krankenhäuser, die Abteilungen zu diesem Zwecke geführt haben, z. B. Krankenhaus der Stadt Wien, Lainz (Lfnr. 116–121)
– Lungenheilanstalten, die zu diesem Zweck von einem privaten Verein gegründet wurden, z. B. Heilanstalt Alland (Lfnr. 2–4)
– Lungenheilanstalten, die zu diesem Zweck von öffentlicher Hand gegründet wurden, z. B. Lungenheilstätte Baumgartner Höhe (Lfnr. 124 u. 125)
– Lungenheilanstalten, die zu diesem Zweck von einem Versicherungsträger betrieben wurden, z. B. Hochzirl (Lfnr. 45–47)
– Lungenheilanstalten, die staatliche und private Interesse vereinten, z. B. Heilstätte vom österreichischen Roten Kreuz, Grimmenstein (Lfnr. 36)
– Wasserheilanstalten, die zu einer Tbc-Heilstätte umfunktioniert wurden, z. B. Erholungsheim Judendorf-Strassengel (Lfnr. 49–50)
– Lungenheilanstalten, die für Personen des Militärs genutzt wurden, z. B. Heilstätte Hörgas (Lfnr. 17)

Gerade die letztgenannte Heilstätte Hörgas mit der angeschlossenen Anstalt in Enzenbach ist ein Paradebeispiel für die Schaffung von Ressourcen und die

Versorgung von Tbc-Erkrankten, begleitet von allen erdenklichen Herausforderungen, die es über die Jahrzehnte zu meistern galt. Am Beginn steht eine Vereinsgründung, einige der Beteiligten hatten selbst Lungenerkrankungen erlebt, ein Bauplatz wurde außerhalb der Stadt gefunden. 1906 eröffnete man die Heilstätte für Männer, die pflegerische Versorgung übernahmen geistliche Schwestern, eine angeschlossene Landwirtschaft sicherte die Versorgung der Patienten. Der hohe Zustrom ließ zum 60. Regierungsjubiläum des Kaisers in der Nähe ein Folgeprojekt für Frauen und Kinder entstehen. Trotz organisatorischer, wirtschaftlicher, logistischer und politischer Schwierigkeiten[665] genauso wie medizinischer Errungenschaften durch die Antibiotikatherapie und trotz der in der Folge eintretenden Änderung des Aufgabenspektrums bestehen die Anstalten bis zum heutigen Tag.[666] Zwei wichtige Aspekte sollen bei dieser Institution hervorgehoben werden. Zum einen war von Anbeginn immer eine enge Kooperation mit den medizinischen Einrichtungen in der nahen Landeshauptstadt Graz gegeben[667], zum anderen setzte sich Peter Rosegger für diese ein, wohnte er doch nur gut 70 km entfernt und musste selbst mit seiner eigenen Lungenerkrankung umgehen. In der von ihm gegründeten Zeitschrift *Heimgarten* gab es 1906 einen Tagebuchbeitrag[668] zu lesen. Darin wird der Einsatz für die Ausgestaltung der kürzlich eröffneten Institution gepriesen, jedoch auch aufzeigt, dass noch viel zu tun sei. Als es darum ging, Mittel für den Bau in Enzenbach zu akquirieren, publizierte Rosegger zwei Abhandlungen. *Von der Heilanstalt in Hörgas*[669] beschreibt die bestehende Institution und bittet um Spenden. »Es ist was Göttliches um solche Werke, die niemand ärmer, wohl aber jeden reicher machen.«[670] Die Erzählung *Lieserl*[671] schildert aus dem Blickwinkel einer Betroffenen den Mangel an einer Einrichtung für Frauen und stellt das Alltagsleid, das jeden treffen kann, in den Mittelpunkt. Immer wieder ist in den Texten das Lob für diese stationäre Versorgung herauszulesen. Es scheint, Rosegger wollte damit die Angst vor dieser doch neuen Art der Behandlung nehmen und rühmte daher die Therapieerfolge.

Welchen therapeutischen Ansatz verfolgte man in den Tbc-Heilstätten? Lassen wir dazu vielleicht Rosegger sprechen: »So winzig klein die Apotheke ist, so riesig groß ist die Küche. Das kennzeichnet die Kur.«[672] Sicherlich konnte eine ansprechende Kost alltägliche nachteilige Verhältnisse kompensieren und den kranken Körper unterstützen. Das Agens der Freiluft-Liegekur bzw. der Heliotherapie[673] stand im Zentrum. Man glaubte an Tuberkulose-immune Orte oder »Schwindsuchtsfreie Zonen«[674].

> Die Sonnenlichtbehandlung hätte zwar den modernen Kriterien der evidenzbasierten Medizin nicht standgehalten, sie wird aber nun paradoxerweise nach der Aufgabe der

Sanatoriumsbehandlung, sozusagen posthum rehabilitiert und in ihrer Wirksamkeit durch neue Daten gestützt. Die Überraschung hierbei ist, dass UV-Licht nicht direkt, sondern via Stimulierung der Vitamin-D-Produktion »bakterizid« wirkt.[675]

Andrea Praschinger und Manfred Skopec

Wasser – Post

die epochalste Leistung der Österreichischen Post von welthistorischer Bedeutung: die Einführung der Korrespondenzkarte[676]

Die Entwicklung von Heilanstalten wirkte sich auch auf die Kommunikationswege aus, lagen die Institutionen doch bevorzugt und mit Grund fernab der Zentren. So war man zur Bewältigung des stetig steigenden Briefaufkommens rund um Prießnitz genötigt, den zweimal wöchentlich verkehrenden Briefboten schrittweise mit einem florierenden Postamt zu ersetzen.[677] Vom Prießnitz-Nachlass leitet Selinger über 30.000 Briefe mit Anfragen um Unterweisung ab.[678] Als weiteres Beispiel kann man die Wasserheilanstalt Winternitz in Kaltenleutgeben anführen, einer kleinen außerhalb Wien liegenden Gemeinde. 1869, einige Jahre nach der Eröffnung, wird berichtet, dass die Post zweimal pro Tag »zwischen Liesing und beziehungsweise Wien verkehrt«[679]. Rund 20 Jahre später liest sich das bereits anders: »Im Hauptgebäude der Prof. Winternitz'schen Wasserheilanstalt befindet sich das k. k. Post-, Telegraphen- und Telephon-Amt. Die Post geht täglich fünfmal von Kaltenleutgeben ab und wird ebenso oft ausgetragen.«[680] Um die Gäste des Semmerings war man, was die Kommunikation betrifft, sehr bemüht und setzte 1883 ein Zeichen. »Gerade die Einrichtung einer eigenen *Post- und Telegraphenstation* trug daher wesentlich zum Renommee des völlig in der Einsamkeit in 1.000 m Höhe gelegenen *Semmeringhotels* bei.«[681] 1908 wurde ein eigener Posttrakt errichtet. »Die technische Ausstattung der Posteinrichtung im *Südbahnhotel* entsprach aufgrund der hoch gestellten Klientel aus Finanz- und Wirtschaftskreisen nahezu einer Hauptpoststelle.«[682] Wie sehr eine schnelle Beförderung der Post als Auszeichnung und Argument gesehen wurde zeigt Lussino, eine vor 1900 für Therapiezwecke erschlossene Insel. »Ein Brief braucht von Lussinpiccolo [Mali Lošinj] nach Wien 40 Stunden.«[683] Zur Beförderung werden Bahn, Wagen, Boot und Pferd aufeinander abgestimmt genutzt. Andernorts wurden folgende Lösung gefunden: »Ein eigens bestellter Fussbote bringt die mit den Eilzuge Nr. 2 täglich um 2 Uhr 52 Minuten in Pörtschach einlangenden Briefe und Zeitungen nach Sauerbrunn und treffen auf diese Weise die Wiener Blätter noch am Tage ihres Erscheinens zwischen 5–6 Uhr Nachmittags im Curorte ein.«[684]

In Karlsbad stockte man das Personal in den Sommermonaten entsprechend auf, um die Korrespondenzen der Gäste abwickeln zu können. 1907 beschäftigte man »103 Beamte mit 76 Dienern (während der Wintermonate) und außerdem 89 Beamte mit 88 Aushilfsdienern während der Saison«[685]. Durch die große Zahl an Gästen[686] hat man immer danach getrachtet, die neuesten Entwicklungen zu implementieren und den bestmöglichen Service zu bieten, sei es durch Verbesserung der Transportwege (Straße, Bahn) zur Beförderung der Post, das Bereitstellen von Telegrafen und Telefonen oder durch ein breites Netz an Briefkästen (1900 gab es 46), die im Sommer neun Mal täglich geleert wurden. Die Mitarbeiter unterstützte man bei ihrer Arbeit. Es wurden beispielsweise »Fahrräder vielfach zum Postdienste heranzogen«[687]. Bei großen Veranstaltungen richtete man aber auch vor Ort eigene Postämter ein.[688]

Diese wenigen Beispiele zeigen die Wechselwirkung und Gemeinsamkeit, die medizinische Institutionen und der Postverkehr hatten. Beide haben von der Mitte des 19. bis zur Mitte des 20. Jahrhunderts große Entwicklungsschritte aufgrund unterschiedlicher Faktoren gemacht, zu einem bestimmten Teil auch aufgrund des Zusammenspiels.

Wie bedeutend Wasser für unser tägliches Leben, aber auch als medizinische Behandlungsmethode war und ist, zeigen die entsprechenden Abhandlungen rund um die Kur. Die vielen Zitate aus literarischen Werken sollen bezeugen, welche Anziehungskraft die Kurorte hatten, wie prominent das Thema die Gesellschaft bewegt hat. Vielfach sind sie auch Zeugen des eigenen Erlebens bzw. der eigenen Erkrankung der Autoren. Allen jenen, die Heilung, wenigstens Linderung, suchen, sei bei einem Aufenthalt Folgendes gewünscht: »Qui si sana!«[689]

> Galen! was deiner klügsten Jünger
> Erfahrungsreicher Zauberfinger
> In manchem Puls umsonst berührt;
> Wofür du selbst in hundert Säften,
> Und ausgekochter Kräuter Kräften,
> Kein Stärkungsmittel aufgespürt;
>
> Das kömmt mit ungezählten Schaaren,
> Durch Berg und Thal hieher gefahren,
> Wo die Natur sich weiser zeigt;
> Als alle, die mit stumpfen Sinnen,
> Ein allzuschweres Werk beginnen,
> Das aller Aerzte Hochmuth beugt.[690]

Abbildungen

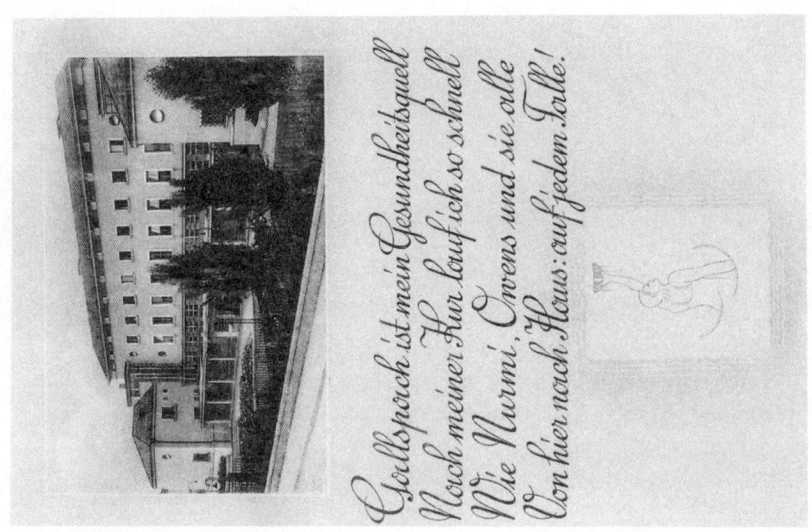

Abb. 1: Institut Zeileis

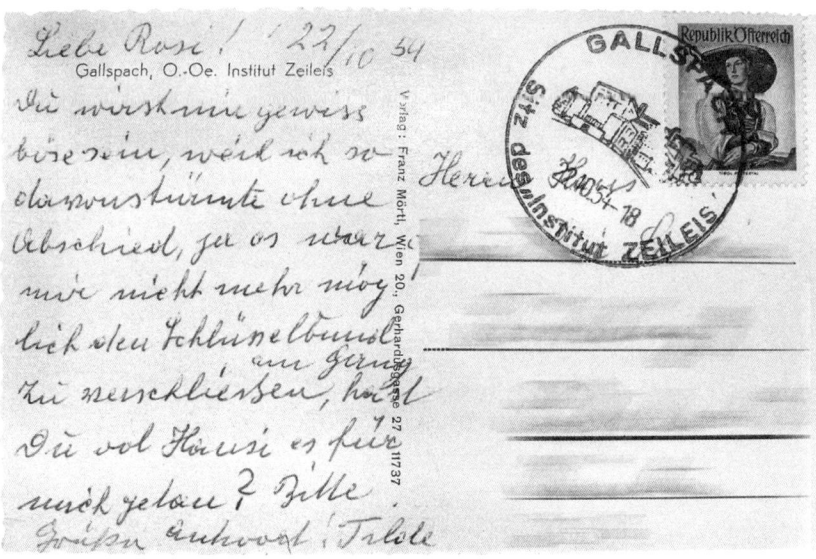

Abb. 2: Institut Zeileis

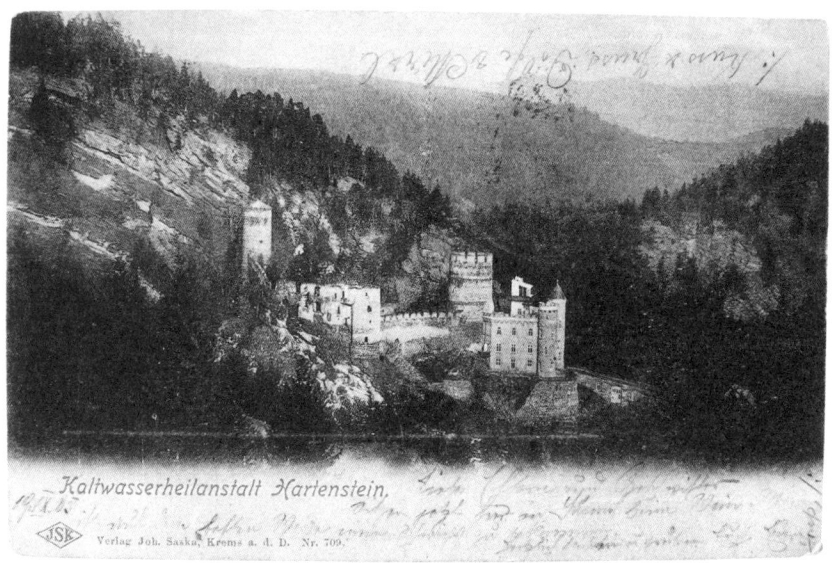

Abb. 3: Kaltwasserheilanstalt Hartenstein

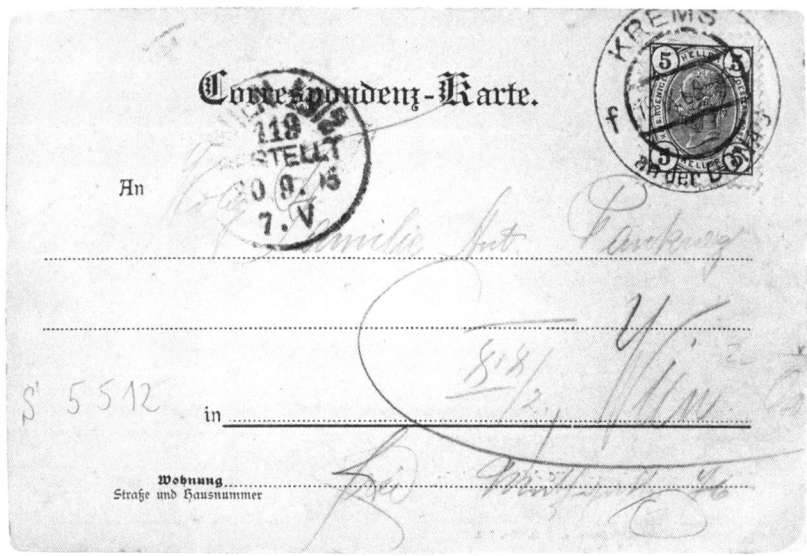

Abb. 4: Kaltwasserheilanstalt Hartenstein

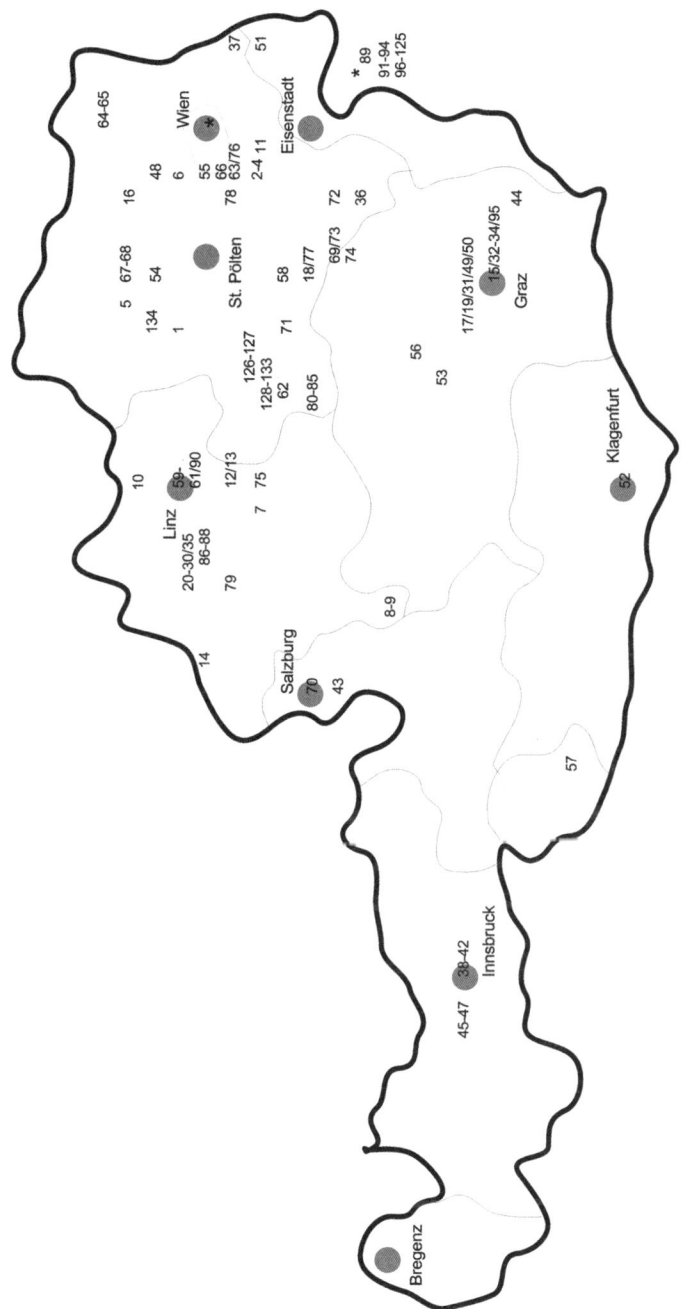

Abb. 5: Österreichkarte

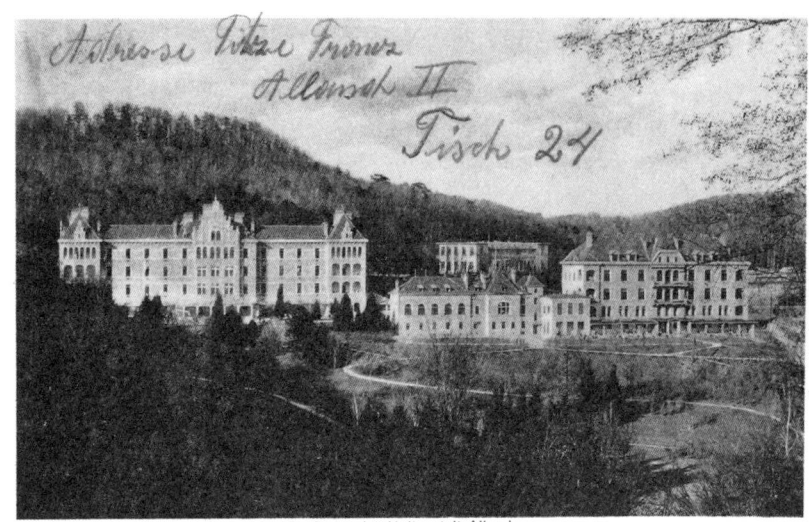

Abb. 6: Heilanstalt Alland

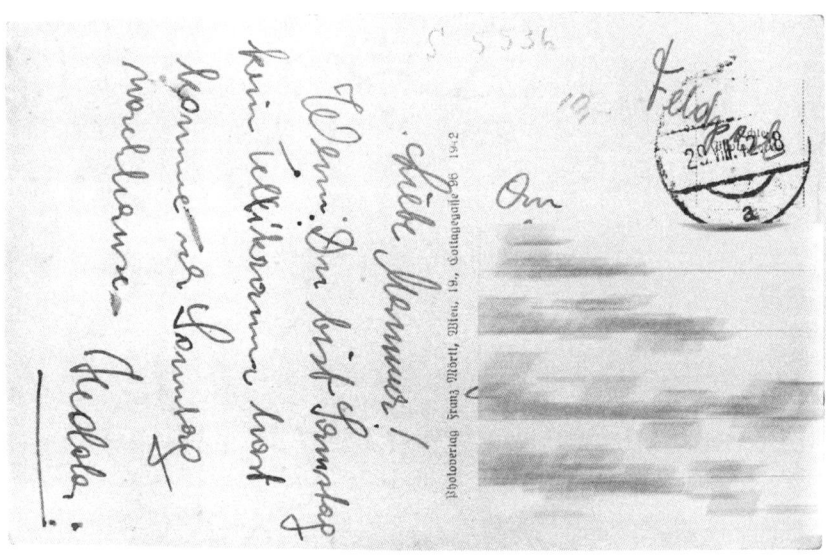

Abb. 7: Landesspital Kittsee

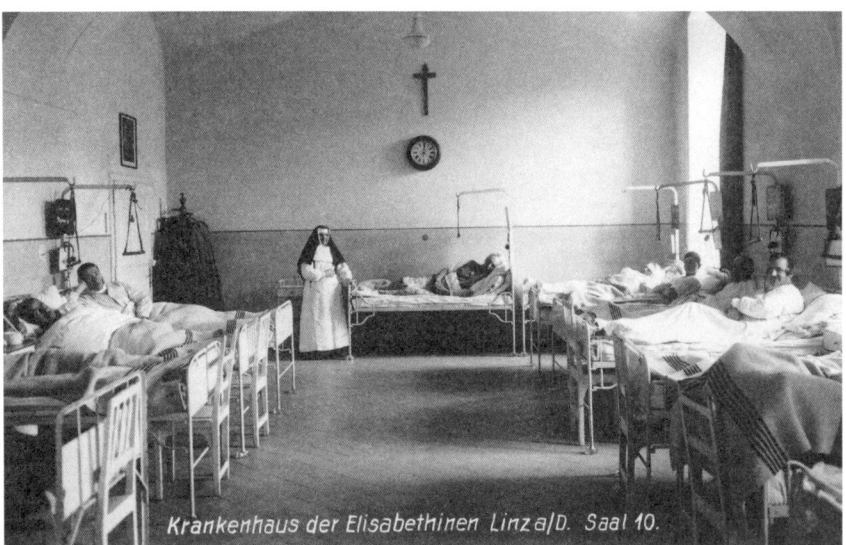

Abb. 8: Krankenhaus der Elisabethinen – Linz

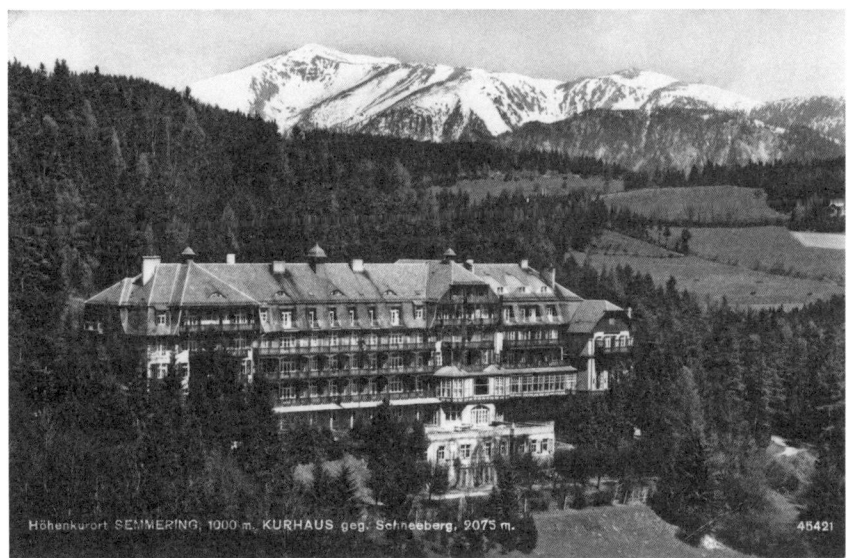

Abb. 9: Kurhaus Semmering

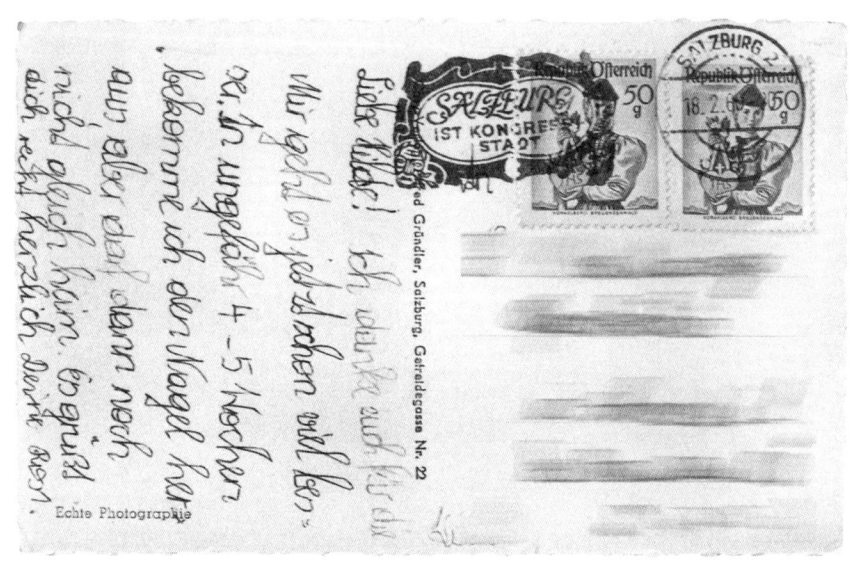

Abb. 10: Unfallkrankenhaus Salzburg

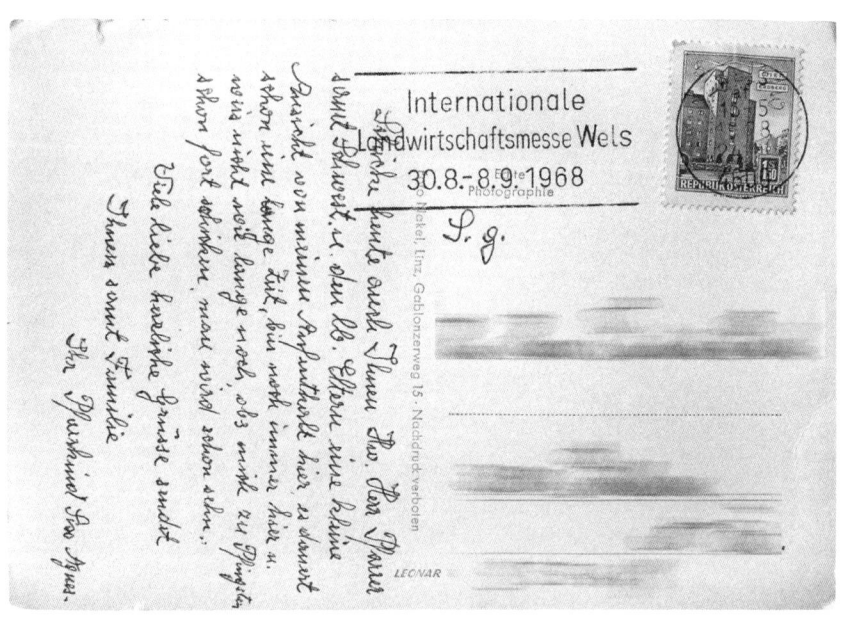

Abb. 11: Krankenhaus Wels

Bildnachweise

Die Nachweise beziehen sich neben der Angabe des Rechteinhabers auf die jeweilige Seite, auf der die Abbildung steht, sowie die Laufnummern in Manuskript und Bestand des Archivs.

Abb. 1 : S. 99, © Verlag Mückenbrün, Wien II., Reichsbrückenstrasse 6, 1_020
Abb. 2 : S. 99, © Verlag Franz Mörtl, Wien, 1_023
Abb. 3 : S. 100, © Verlag Joh. Saska, Krems, 1_001
Abb. 4 : S. 100, © Verlag Joh. Saska, Krems, 1_001
Abb. 5 : S. 101, © Andrea Praschinger, Mauerbach
Abb. 6 : S. 102, © Verlag Fotograf K. Grünas, Alland, 1_002
Abb. 7 : S. 102, © Photoverlag Franz Mörtl, Wien, 1_051
Abb. 8 : S. 103, © Alois Schwarz, Lichtbilder Linz, 1_061
Abb. 9 : S. 103, © P. Ledermann, 1011 Wien, 1_069
Abb. 10 : S. 104, © Cosy Verlag Alfred Gründler, Salzburg, 1_070
Abb. 11 : S. 104, © Foto, Nakel, Linz, Gablonzerweg 15, 1_086

Anmerkungen

1 Unterbeck, o. J., S. 60, Postkarten-Vers.
2 Lebeck, 1988, S. 403.
3 Vgl. Hille, 1988, S. 12 ff.
4 Wird in manchen Quellen auch »Hermann« geschrieben. Hier wird die Schreibweise des Österreichischen Biographischen Lexikons übernommen.
5 Vgl. H[errmann]., 1869, S. k. A.
6 1840: 20 Millionen versenden Briefe in Österreich, 1863: knapp 87 Millionen.
7 H[errmann]., 1869, S. k. A.
8 Vgl. Herrmann, 1877, S. 80.
9 Vgl. Hille, 1988, S. 21 f.
10 Für das Porto der Briefe galt weiterhin das RGBl. 1865/124, für die Portobefreiung das RGBl. 1865/108. 1884 folgte die Portobefreiung für Correspondenzkarten (RGBl. 1884/157).
11 Vgl. Herrmann, 1877, S. 79.
12 Vgl. Popp, [1966], S. 14 ff.
13 »Die Postanstalt übernimmt keine Verantwortlichkeit für den Inhalt der Mittheilungen.« Vgl. Herrmann, 1877, S. 82.
14 Vgl. RGBl. 1869/148.
15 Vgl. Hubatschke, 1975, S. 1115 ff.
16 Vgl. Hubatschke, 1975, S. 1244.
17 Vgl. Rauscher, 1937.
18 Stephans Denkschrift dazu mit findet sich bei Veredarius, 1885, S. 29 f.
19 Vgl. Herrmann, 1877, S. 82; davor hatte er bereits einmal seine Idee, leider ergebnislos, bei seiner Behörde vorgestellt. Vgl. Kalckhoff, 1911, S. 3 f.; vgl. Popp, [1966], S. 15.
20 Vgl. Frech, 1994, S. 768; vgl. Herrmann, 1877, S. 82.
21 Artikel 1, RGBl. 1874/88.
22 Vgl. Willoughby, 1992, S. 30 f.; vgl. Lebeck, 1988, S. 402 f.; vgl. Bruns, 1896–1897, S. 597.
23 Vgl. Herrmann, 1877, S. 94 f.
24 Hesse, 1997, S. 10; vgl. Bruns, 1896–1897, S. 597.
25 Wiener Zeitung, 25. September 1869, S. 988.
26 Herrmann, 1877, S. 89.
27 Vgl. Herrmann, 1877, S. 89 f.
28 Siehe dazu als Beispiel: Beilage zur Wiener Zeitung, 3. Februar 1870, S. 102.
29 Vgl. Herrmann, 1877, S. 93; vgl. Herzog, 2010, S. 115.
30 Amtsblatt zur Wiener Zeitung, 26. Juli 1850, S. 157.
31 Vivenot, 1839, S. 42.
32 Herzog, 2010, S. 117.
33 Vgl. o. V., 1876, S. k. A.
34 Vgl. Lebeck, 1988, S. 402 f.
35 Vgl. Lebeck, 1988, S. 401.
36 Vgl. Lebeck, 1988, S. 404.

37 Die als *Emser Depesche* in die Geschichte eingegangene Mitteilung gilt als Anstoß zum Krieg – König Wilhelm von Preußen hielt sich damals im Kurort Bad Ems auf.
38 In den ersten sechs Kriegsmonaten wurden rund 10 Millionen Karten verschickt. Vgl. Veredarius, 1885, S. 30.
39 O. V., 1870, S. 9 [2].
40 Vgl. Gatterer, 2010.
41 Vgl. Kalckhoff, 1911, S. 22 ff.
42 Unterbeck, o. J., S. 21, Postkarten-Vers.
43 Unterbeck, o. J., S. 3.
44 Holzheid, 2011, S. 10.
45 Vgl. Tropper, 2014(a).
46 Vgl. o. V., 1897–1898 [2], S. 214 f.; vgl. Linke, 1898.
47 Vgl. Linke, 1898, S. 65.
48 1904 in Österreich. Vgl. Starl, 2014, S. 24; vgl. Lebeck, 1988, S. 408 f.
49 Veredarius, 1885, S. 32.
50 Veredarius, 1885, S. 33.
51 O. V., 1900 [1], S. 9.
52 Vgl. Lebeck, 1988, S. 407 ff.
53 Vgl. Willoughby, 1992, S. 44.
54 Vgl. Willoughby, 1992, S. 67 f.
55 Löbl, 1906, S. 1.
56 Jakovsky, 1961, S. k. A.
57 Vgl. Carline, 1971, S. 10 f.
58 O. V., 1900 [1], S. 9.
59 Schweingel, 1899, S. 635.
60 Vgl. Hoferichter, 1938.
61 Zacher, 1912, S. 66.
62 Vgl. Willoughby, 1992, S. 86 ff.
63 Vgl. o. V., 1898, S. 4 f.
64 Weidmann, 1996, S. 8.
65 Vgl. Weidmann, 1996, S. 28.
66 Vgl. o. V., 1899 [2], S. 214 f.
67 Weidmann, 1996, S. 22.
68 Man denke hierbei an die in vergangenen Tagen beliebten Krampuskarten, deren Abbildungen oftmals erotisch überzeichnet waren.
69 Vgl. Klein, 1999.
70 Vgl. Fellner, 2002, S. 91 f.
71 Vgl. Claussen, 1999.
72 Vgl. Lebeck, 1988, S. 191; vgl. Diekmannshenke, 2008, S. 98 ff.
73 Weidmann, 1996, S. 21.
74 Vgl. Die Fackel, 1901, S. 12–14.
75 Vgl. Löbl, 1906.
76 Vgl. Amtsblatt zur Wiener Zeitung, 7. Juni 1900, S. 753.
77 O. V., 1902, S. 12.
78 O. V., 1900 [2], S. 4.
79 Vgl. Neue Freie Presse, 30. November 1900, S. 6.

80 Vgl. Hedinger, 1992.
81 Löbl, 1906, S. 1.
82 Vgl. Weidmann, 1996, S. 11.
83 Vgl. Lebeck, 1988, S. 371.
84 Vgl. Jäger, 2010, S. 158 f.
85 Damm, 1897, S. 26.
86 Finke, 1890, S. 28.
87 Ralph, 1902, S. 422.
88 Vgl. Carline, 1971, S. 23.
89 Vgl. Weidmann, 1996, S. 13 f.
90 Kerr, 1997, S. 505.
91 Lebeck, 1988, S. 33.
92 Finke, 1890, S. 28.
93 Finke, 1890, S. 28.
94 Bis heute ist der amerikanische Pony-Express ein Begriff – Film und Fernsehen sei dank, obwohl die Route nur für gut ein Jahr (April 1860 bis Oktober 1861) als Postverbindung aufrechterhalten wurde. Vgl. Mittler, 1968, S. 241 f.
95 Zum Esel wird eine Begebenheit aus Abbazia überliefert. Dort tat ein Esel treu seinen Dienst bei der Beförderung der Post. Einen einzigen Tag hat er sich gegen seine Aufgabe gewehrt, denn er sollte die Jause für zwei Minister, geführt von deren Sekretären, auf einen Berggipfel transportieren. Kommentiert wurde diese Begebenheit folgendermaßen: »[...] ›das ist nicht der einzige Esel im Staatsdienste, der unter ministrieller Hilfe zur Höhe gebracht wird‹.«, Hortenau, 1934, S. 24.
96 Vgl. Veredarius, 1885.
97 Holzheid, 2011, S. 10.
98 Vgl. Holzheid, 2011, S. 200.
99 Vgl. Lebeck, 1988, S. 415.
100 Vgl. Assel, 2015, S. 2.
101 Vgl. Holzheid, 2011, S. 50 f.
102 Eigentlich Pauline Wilhelmine, geb. von Linden.
103 Bülow, 1924, S. 79.
104 Gerne wird die Hochphase der Karten mit Ende der Gründerzeit bis zum Ausbruch des Ersten Weltkriegs abgesteckt, auch das Fin de Siècle liest man häufig.
105 Vgl. Lauterbach, 1961.
106 Schweingel, 1899, S. 635.
107 Unterbeck, o. J., S. 58, Postkarten-Vers.
108 Kerr, 1997, S. 505.
109 O. V., 1897–1898 [1], S. 102.
110 Kerr, 1997, S. 506.
111 »Im eigentlichen New-York findet man sie fast gar nicht; nur in den deutschen Hotels sind sie zu haben. In Amerika hat diese Mode noch nicht so um sich gegriffen, wie in Europa.« Laverrenz, [1902], S. 87.
112 »Wie wenig die Bundesstadt auf Touristenverkehr zugeschnitten ist, geht schon daraus hervor, daß man dort kaum eine Ansichtspostkarte zur Kauf erhält.« Laverrenz, [1902], S. 112.
113 Ralph, 1902, S. 421 f.
114 Vgl. Harrington, 1906.
115 Harrington, 1906, S. 562.

116 Schweingel, 1899, S. 635.
117 Kerr, 1997, S. 505.
118 Schweingel, 1899, S. 635.
119 O. V., 1899, S. 6.
120 Vgl. Weidmann, 1996, S. 10.
121 O. V., 1897–1898 [1], S. 102.
122 Schweingel, 1899, S. 635.
123 O. V., 1897–1898 [2], S. 214.
124 Vgl. Willoughby, 1992, S. 120.
125 Vgl. Willoughby, 1992, S. 131.
126 Vgl. Willoughby, 1992, S. 131 ff.
127 Z. B. https://www.post.at/p/c/kartenstudio [19.11.2023].
128 Holzheid, 2011, S. 15.
129 Vgl. Lebeck, 1988, S. 416.
130 Fitch, 1910, S. 173.
131 Stephan in seiner Denkschrift zum Postblatt; Veredarius, 1885, S. 29.
132 Vgl. o. V., 1897–1898 [1], S. 103.
133 Diekmannshenke, 2008, S. 89.
134 Vgl. Diekmannshenke, 2008, S. 85 ff.
135 Vgl. Holzheid, 2011, S. 11 f.
136 Die Rechtschreibreform 1901 führt zu folgender Schreibweise: Korrespondenzkarte. Vgl. Tropper, 2014(b), S. 136.
137 Vgl. Vernaleken, 1900.
138 Vernaleken, 1900, S. 138.
139 https://woerterbuchnetz.de/?sigle=Meyers&lemid=A00001 [19.11.2023], Artikel »Kartenbrief«.
140 Vgl. Tropper, 2014(b), S. 136.
141 Raabe, 2006, S. 30.
142 Jandl, 1997, S. 99.
143 Schnitzler, 1904, S. 58.
144 Bierbaum, 1903, S. VII.
145 Bierbaum, 1903, S. VII.
146 Ohms, 1948, S. 33.
147 Stettenheim, 1905, S. 8.
148 [Rand], 1885, S. 78.
149 Schweingel, 1899, S. 635.
150 Vgl. Schweingel, 1899, S. 635; vgl. Carline, 1971, S. 62.
151 Schweingel, 1899, S. 636.
152 Kerr, 1997, S. 505.
153 Holzheid, 2011, S. 183.
154 Holzheid, 2011, S. 183.
155 Vgl. Holzheid, 2011, S. 188.
156 O. V., 1870, S. 114 [1].
157 O. V., 1870, S. 114 [1].
158 O. V., 1877, S. 487.
159 Vgl. Scheerbart, 1913.
160 Holzheid, 2011, S. 140.

161 Fontane, 2012, S. 80.
162 Brief an Otto Modersohn, 19. März 1903, in: Modersohn-Becker, 2017, S. 244.
163 Kronoff, o. J., S. 323.
164 Kronoff, o. J., S. 274.
165 Kronoff, o. J., S. 274.
166 Vgl. Diekmannshenke, 2002.
167 Kronoff, o. J., S. 275.
168 O. V., 1877, S. 487.
169 Kronoff, o. J., S. 275.
170 Kronoff, o. J., S. 275.
171 The Atlantic Monthly, April 1877, S. 487.
172 Vgl. Unterbeck, o. J.
173 Unterbeck, o. J., S. 11.
174 Unterbeck, o. J., S. 19.
175 Unterbeck, o. J., S. 15.
176 Vgl. Ebner-Eschenbach, 1956–1958, S. 366–377.
177 Vgl. Schönthan, 1885, S. 34 ff.
178 Vgl. Fontane, 2012.
179 Vgl. Holzheid, 2011, S. 144.
180 Vgl. Müller, 1990.
181 Vgl. o. V., 2014.
182 Vgl. Linhart, 2005.
183 Vgl. Murken, 1978.
184 Murken, 1978, Klappentext.
185 Jakovsky, 1961, S. k. A.
186 Schweingel, 1899, S. 635.
187 http://akon.onb.ac.at/ [19.11.2023].
188 Diekmannshenke, 2008, S. 98.
189 Holzheid, 2011, S. 18.
190 Lebeck, 1988, S. 7.
191 Die Einteilung erfolgte aufgrund der heute geltenden Bundesländergrenzen.
192 Vgl. o. V., 1893.
193 Vgl. Salzburger Chronik, 26. Februar 1926, S. 4.
194 Vgl. E.Z., 1963, S. 544.
195 Eine Karte wurde ins Ausland verschickt, bei fünf konnte das Bundesland nicht eindeutig eruiert werden.
196 Qualitativ und quantitativ, zwei Beurteilerinnen.
197 66 verschickte und drei nicht verschickte Postkarten. Die drei nicht verschickten Karten wurden mit Nachrichten beschrieben, sind jedoch vermutlich in einem Briefkuvert oder mit einem Paket an den Adressaten gegangen.
198 Es wurden 35 Karten in die Auswertung eingeschlossen, diese waren komplett lesbar. Die Adressen wurden nicht mit aufgenommen, keine Leerzeichen gezählt.
199 Teilweise Transkription Kurrentschrift.
200 Grüße (dezidiertes Versenden bzw. An-dritte-Person-Ausrichten), Wetter, Schreiben an sich (Häufigkeit, Wunsch nach Nachrichten), Aufenthalt (Dauer, Entlassungstag), Wohlbefinden, Alltägliches (Notwendiges zur Organisation des Alltags wird thematisiert), Wünsche (Glück- bzw. Festtagswün-

sche), Kommunikation hin und her (vorgelagerte Kommunikation, man nimmt Bezug auf eine vorangegangene Nachricht).
201 Das Wort »Gruß« bzw. Abwandlungen davon kamen 80-mal vor.
202 Harntreibende Heilpflanze.
203 Das Institut Zeileis war für Jahrzehnte eine stark frequentierte, aber auch ob ihrer wunderlich anmutenden Hochfrequenzbehandlung kritisierte Institution, die sich jedoch bis heute gehalten hat. Vgl. Barthel, 1970.
204 Eine Abbildung des Semmerings mit Kurhaus findet sich zweimal im Bestand; Lfnr. 69 zeigt das Kurhaus, Lfnr. 73 das Heeres-Kurlazarett.
205 Vgl. Fangerau, 2011.
206 Vgl. Murken, 1978, S. 13.
207 Heraklit, Philosoph der Antike, Übersetzung auf einem Pfeiler der Stubenbrücke bei der Wiener Landstraße; Original häufig auch übersetzt mit »Man kann nicht zweimal in denselben Fluss steigen«.
208 Vgl. Fansa, 2010; vgl. Marktl, 2007.
209 Dieses Zitat wird häufig bei Bädern angebracht. »Wasser ist das Beste.« Zurückgehen soll es auf eine Passage in der ersten *Olympischen Ode* des griechischen Dichters Pindar (um 522–um 446 v. Chr.); vgl. Bothe, 1808, S. 10.
210 Vgl. UNICEF, 2012, S. 2.
211 Vgl. World Health Organization, 2014, S. 12.
212 Vgl. Mekonnen, 2016.
213 Vgl. https://www.wien.gv.at/wienwasser/versorgung/brunnen.html [19.11.2023].
214 Vgl. Donner, 1998; vgl. Donner, 2002.
215 Im Römischen Reich wurden mehr als 1700 Wasserleitungen zur Überwindung langer Distanzen, davon unzählige kleinere abzweigend, errichtet. Vgl. Passchier, 2016, S. 1.
216 Vgl. György, 2010, S. 108.
217 Vgl. Die Presse, 21. Oktober 1853, [S. 4].
218 Vgl. Sakl-Oberthaler, 2009, S. 63; vgl. o. V., 1901, S. 4.
219 Mosenthal, 1873, S. 4.
220 Vgl. Hoffmann, 2000, S. 8.
221 Vgl. World Heritage, 2011, S. 46–53.
222 Hanslmann, 1838, S. 21.
223 Vgl. Krämer, 2008, S. 9 ff.
224 Croutier, 1992, S. 14 f.
225 Ein Postkarten-Vers stellt diese Begebenheit folgendermaßen dar: »Siehst Du die weltberühmte ›Bruck‹, / Darauf steht der heil'ge Nepomuk; / Vom alten Prag am Moldaufluss / Send' ich Dir den besten Kartengruß!«, Unterbeck, o. J., S. 40.
226 Direkte Verbindung zum Geburtstag von Johannes dem Täufer.
227 Vgl. König, 1990, S. 78.
228 Vgl. Zappert, 1858, S. 51.
229 Saint-Exupéry, 2016, S. 207 f.
230 Vgl. Röd, 1994, S. 40 ff.; vgl. Morscher, 2002.
231 Goethe wird einige Male in diesem Werk auftreten, war er zeit seines Lebens immer wieder mit gesundheitlichen Problemen konfrontiert, denen er sich, zwar unterstützt von Ärzten, gerne selber stellte. Er erwarb sich medizinisches Wissen, begeisterte sich für Bäder und Trinkkuren, für Bewegung und die Natur genauso wie natürliches Heilen (Genesungskraft). Vgl. Nager, 1990.

232 »Des Menschen Seele / Gleicht dem Wasser: / Vom Himmel kommt es, / Zum Himmel steigt es, / Und wieder nieder / Zur Erde muß es, / Ewig wechselnd.« Goethe, 1871, S. 271.
233 Weinmann, o. J., S. 112.
234 Vgl. Weinmann, o. J.
235 Er publizierte unter dem Namen Johann Christoph Friedrich GutsMuths.
236 Zu Rousseau siehe das Kapitel »Kaltwasserheilanstalten/Wasserkuranstalten«.
237 Vgl. GutsMuths, 1793, Abschnitt XV, S. 483–524.
238 Vgl. GutsMuths, 1798.
239 Vgl. GutsMuths, 1798, S. V ff.
240 Vgl. World Health Organization, 2014.
241 Vgl. Duller-Mayrhofer, S. 17 ff.
242 Vgl. Duller-Mayrhofer, S. 53 ff.
243 Vgl. Ganster, 2007, S. 6.
244 Vgl. Wiener Zeitung, 25. Juli 1781; vgl. Wiener Zeitung, 14. September 1799.
245 Vgl. Rittig v. Flammenstern, 1813 [1]; vgl. Rittig v. Flammenstern, 1813 [2].
246 Vgl. Seledec, 1987, S. 22.
247 Vgl. Auer, 1978, S. 18.
248 Vgl. Fischer, 2004.
249 Hoffmann, 1985, S. 184 f.
250 Maßgeblicher Vertreter war der deutsche Arzt Oskar Lassar (1849–1907), vgl. Winterstein, 2005, S. 1 ff.
251 Umgangssprachlich auch als »Tröpferlbad« bezeichnet, da der Wasserdruck bei zahlreicher Nutzung ab und an zu wünschen übrig ließ.
252 Vgl. Winterstein, 2005, S. 6 ff.
253 Vgl. Zobel, 2008, S. 68 f.
254 Bei der Eröffnung »Kaiser-Franz-Joseph-Bad« genannt.
255 Auskunft: Ausstellung »100 Jahre Jörgerbad« im Bezirksmuseum Hernals; Führung: Museumsleiterin Trude Neuhold (11.2014).
256 Das Dianabad war am 15. Februar 1867 Bühne für die Uraufführung der als Donauwalzer (»An der schönen blauen Donau«) bekannten Komposition von Johann Strauss (1825–1899), dort in der Fassung für den Männergesangs-Verein dargebracht – jedoch mit humoristischem Text und nicht jenem später unterlegten, den Donaustrom würdigenden. Vgl. o. V., 1867; vgl. o. V., 1890 [2]. Man beachte die Benennung des Bades, eine häufige Anleihe bei der antiken Göttin Diana/Artemis im Setting von Bädern bzw. Quellen. Vgl. Lersch, 1863, S. 22.
257 Vgl. Ganster, 2007, S. 10 ff.
258 Vgl. Ashenburg, 2007, S. 97 ff.
259 Ashenburg, 2007, S. 296.
260 Vgl. Brödner, 1983, S. 6.
261 Vgl. Marcuse, 1900, S. 18 f.
262 Vgl. Brödner, 1983, S. 37; vgl. Rosen, 1993, S. 13 ff.
263 Vgl. Brödner, 1983, S. 1.
264 Vgl. Brödner, 1983, S. 18 ff., 37 ff., 130 ff.
265 Vgl. Brödner, 1983, S. 146.
266 Vgl. Rosen, 1993, S. 26.
267 Vgl. Brödner, 1983, S. 264.
268 Vgl. Zappert, 1585, S. 9.

269 Kapitel 36, Nr. 8: »Man biete den Kranken, so oft es ihnen gut tut, ein Bad an; den Gesunden jedoch und vor allem den Jüngeren erlaube man es nicht so schnell.« Kapitel 53, Nr. 12: »Der Abt gieße den Gästen Wasser über die Hände«. Nr. 13: »Abt und Brüder zusammen sollen allen Gästen die Füße waschen.« Http://abtei.kloster-ettal.de/orden-spiritualitaet/die-regel-benedikts/ [19.11.2023].
270 Vgl. Arnold, 1996, S. 23 f.
271 Vgl. Zeune, 1996, S. 185 ff.
272 Vgl. Arndt, 1868, S. 14 f.
273 Vgl. Widmann, 1999.
274 Vgl. Schweigger, 1608, S. 112–116.
275 Schweigger, 1608, S. 115.
276 Vgl. Schweigger, 1608, S. 115.
277 Vgl. Guarinoni, 1610.
278 »Der Wein allein der Narren / das Wasser der gescheiden Tranck«, Guarinoni, 1610, S. 664.
279 Beispielsweise Abhilfe bei Geschwüren.
280 Vgl. Guarinoni, 1610, S. 898 f.
281 Guarinoni, 1610, S. 948
282 Vgl. Guarinoni, 1610, S. 906 f.
283 Vgl. Guarinoni, 1610, S. 902.
284 Vgl. Thewes, 2004, S. 88 ff.
285 Vgl. Lachmayer, 1991.
286 Vgl. Frank, 1969.
287 Frank, 1960, S. 45.
288 Z.B. 3. Band, Zwote Abtheilung, Erster Abschnitt (Von Besorgung des Trinkwassers und der Brunnen), vgl. Frank, 1783. 4. Band, Erste Abtheilung, Zweyter Abschnitt (Von Verletzungen durch Wasser- und Feuergefahren ec), vgl. Frank, 1788.
289 Hoffmann, 1860, Kapitel 2.
290 Hahn, 1853, S. 45.
291 Vgl. Modena, 1991, S. 19.
292 Dies erforderte somit eine entsprechende Anreise, später hätte mal wohl Bäderreise dazu gesagt.
293 Vgl. Praschinger, 2003, S. 42 ff.
294 Siehe dazu auch das Kapitel »Die stationäre Versorgung«.
295 Vgl. Paracelsus, 1562.
296 Simplicia vs. Composita; ein Stoff für sich vs. eine Zusammensetzung aus mehreren Stoffen.
297 Paracelsus, 1571, S. k. A. (»Beschluß red und gruß«).
298 Vgl. Hohenheim [Paracelsus], 2003.
299 Heine, 1861, S. 11.
300 Geboren als »Johann Eichmann«.
301 Vgl. Grundmann, 2012, S. 7 ff.
302 Vgl. Dryander, 1541.
303 Vgl. Dryander, 1547, S. 51.
304 Vgl. Grimmelshausen, 2011, S. 260.
305 Vgl. Grimmelshausen, 2011, S. 426 ff.
306 Vgl. Grimmelshausen, 2011, 5. Buch.
307 »Badgäst' [...] welches gemeiniglich reiche Schweizer sind, die mehr hinziehen sich zu erlustieren und zu prangen als einiger Gebrechen halber zu baden«. Grimmelshausen, 2011, S. 308.
308 Vgl. Grimmelshausen, 2011, S. 352 ff.

309 Ein Beispiel: »Nach meiner Ankunft wurde ich gewahr, dass es sich mit Herzbrudern mehr gebösert als gebessert hatte, wiewohl ihn die Doctores und Apotheker strenger als eine fette Gans gerupft [...].« Grimmelshausen, 2011, S. 317.
310 Vgl. Grimmelshausen, 2011, S. 342 f.
311 Vgl. Grimmelshausen, 2011, S. 435 f.
312 Später gemeinsam mit Edward Baynard herausgegeben. Vgl. Floyer, 1715.
313 *De tabe glandulari, sive de usu aquae marinae in morbis glandularum dissertation.*
314 Vgl. Russell, 1753.
315 Vgl. Sakula, 1995; vgl. Russell, 1753.
316 Wesley war Mitbegründer der methodistischen und wesleyanischen Kirchen.
317 Anleihe/Hintergrund für die Empfehlungen holt sich Wesley sehr wohl bei den medizinischen Kapazitäten der damaligen Zeit.
318 813 in der 9. Auflage, 1761.
319 Vgl. Wesley, 1761; vgl. Rogal, 1978.
320 Auch »Smollet« geschrieben.
321 Vgl. Smollett, 1996.
322 Vgl. Smollett, 1752; vgl. Smollet, 1767.
323 Vgl. Smollet, 1767, S. 240.
324 Vgl. Smollet, 1767, S. 112 ff.
325 Manche Quellen geben 1780 an.
326 Vgl. Ferro, 1781 [1]; vgl. Seledec, 1987, S. 21.
327 Vgl. Ferro, 1781 [2], S. k. A.
328 Vgl. Ashenburg, 2007, S. 123.
329 Manchmal auch »Joseph« geschrieben.
330 Als Geburtsjahr häufig auch 1834 in der Literatur genannt.
331 In der Balneotherapie sowie Hydrotherapie wird mit Wasser behandelt, wobei in der Balneotherapie nicht nur das Wasser selbst, sondern auch dessen Bestandteile (z. B. Schwefel) berücksichtigt werden.
332 Vgl. Winternitz, 1898, S. 1.
333 Vgl. Spitta, 2013, S. 12.
334 Vgl. Spitta, 2013, S. 43 ff.
335 Karlsbads Rolle in der Bäderlandschaft wurde mit den Worten »Spital der ganzen Welt« beschrieben, ursprünglich als Bad bei Elbogen (Ellbogen, Elnbogen) bekannt. Vgl. Schubert, 1980, S. 20 und 45 f.
336 1841 Lehrstuhl für Balneologie in Prag.
337 Vgl. Spitta, 2013, S. 58 ff.
338 Vgl. Blätter für wissenschaftliche Balneologie, 17. Februar 1855 und 26. Mai 1855.
339 Vgl. Oppolzer, 1856, S. 176 ff.
340 Vgl. Seegen, 1857; *Compendium der allgemeinen und speciellen Heilquellenlehre.*
341 Vgl. Rohde, 2010.
342 Damals vom Nachfolger Schindler betrieben.
343 Vgl. Pick, 1897, S. 9 f.
344 Vgl. Winternitz, 1907, S. 2458.
345 Er beschreibt sein Arbeitsfeld folgendermaßen: »[...] das physiologische Geschehen bei thermischen und mechanischen Einwirkungen auf den Organismus [...] zu beforschen.« Winternitz, 1898, S. 16.
346 Vgl. Rohde, 2010, S. 151.
347 Vgl. Winternitz, 1907, S. 2458; vgl. Winternitz, 1893.

348 Mit Augenzwinkern beschreibt Mark Twain die Rolle Österreichs am Mineralwassermarkt; Mark Twain, 2006, S. k. A.
349 Deutscher Theologe und Philologe, der für die Weiterentwicklung der Wasserheilkunde einsetzte.
350 Oertel, 1835, S. 59.
351 Vgl. Hahn, 1754, Vorrede; vgl. Gleich, 1847, S. 50 ff.
352 Z.B. gegoren, erhitzt, gekocht.
353 Pfintzing, 1517, S. 70.
354 Arming, 1834, S. 21.
355 Wie eine Textstelle im *Simplicissimus* (17. Jahrhundert) zeigt, geht das Bild der Ziege, die Kräuter frisst und somit hochgeschätzte Milch gibt, lange zurück. Im gegenständlichen Fall wäre die Milch für eine im Sauerbrunnen Genesung suchende Gräfin vorgesehen gewesen. Vgl. Grimmelshausen, 2011, S. 323 f.
356 Vgl. Zeller, 1826.
357 Vgl. Schüler, 1877, S. 35 ff. und 125 ff.
358 Vgl. Starzengruber, 1843, S. 12 ff.
359 Vgl. Fleckles, 1834, S. 17.
360 Fierlinger, o. J., S. 4.
361 Vgl. Bauer, 1980, S. 13 f.
362 Vgl. Theodorus, 1593; erstmals 1581 erschienen.
363 Vgl. Head, 1834, S. 263 ff.
364 Vgl. Head, 1834, S. 268.
365 Vgl. Head, 1834, S. 269.
366 Vgl. Bauer, 1980, S. 15; vgl. Ludwig, 1910, S. 38 ff.
367 Die Wässer wurden vorrangig nicht als Durstlöscher oder Alltagsgetränk, sondern als wohldosierte Therapeutika eingesetzt. Somit erschien es nachteilig, wenn eine Einzelperson ein ganzes Gebinde öffnet, nach und nach trinkt und die als wertvoll und Teil der medizinischen Wirkung eingestufte Kohlensäure nach dem Anbrechen entschwindet. Vgl. Vaterländische Blätter, 3. Juni 1818, S. 173.
368 Vgl. Vaterländische Blätter, 3. Juni 1818, S. 175. Ein Arzt publizierte in Zusammenhang mit der Eröffnung der Cur-Anstalt eine Abhandlung zur Nutzung der Wässer, speziell des Marienbader Wassers. Vgl. Schmidt, 1818.
369 Vgl. Allgemeines Intelligenzblatt, 22. Juni 1822, S. 1323.
370 Vgl. Heinrich, 1863, S. 262.
371 Luca, 1787, S. 212.
372 Luca, 1787, S. 213.
373 Vgl. Neue Freie Presse, 1. Mai 1867, Beilage.
374 Binz Nocco, 2008, S. 5.
375 Vgl. Binz Nocco, 2008, S. 99 ff.
376 Kiefer, 1999.
377 Gerne werden bei der Wirksamkeit der Wässer Brunnengeister mitverantwortlich gemacht. Struves umfassende Analyse der Bestandteile wird folgendermaßen kommentiert: »Die Brunnengeister sind seitdem dem Lichte der Wissenschaft gewichen, und Thatsachen haben die Stelle der Träumereien eingenommen«. o. V., 1853, S. 13.
378 O. V., 1853, S. 23; vgl. o. V., 1853, S. 9 ff.
379 Ludwig, 1910, S. 38.
380 O. V., 1853, S. 5.
381 Vgl. Breuning, 1857, S. 254.

382 Vgl. Fierling, o. J., S. 13.
383 Vgl. o. V., 1853, S. 5 f.
384 Vgl. Langer, 1836, S. 179 ff.
385 Vgl. Croutier, 1992, S. 176 ff.; vgl. Schantl, [2002], S. 5 ff.
386 Vgl. BGBl. II Nr. 309/1999.
387 Vgl. BGBl. Nr. 185/1983.
388 Vgl. BGBl. II Nr. 309/1999, § 10.
389 Mauthner, 1837, S. vi.
390 Vgl. Helfreich, 1852.
391 Vgl. Herbig, 1846.
392 Vgl. Eichinger, 2009, S. 9 f.
393 Vgl. Austen, 2007, S. 19 f.
394 Thackeray, 1958, S. 389.
395 Sowohl Austen als auch Thackeray kannten den englischen Kurort Bath. Vgl. Croutier, 1992, S. 121.
396 Vgl. Goethe, 1986.
397 »Alles ist aus dem Wasser entsprungen!! / Alles wird durch das Wasser erhalten! / Ozean, gönn uns dein ewiges Walten. / Wenn du nicht Wolken sendetest, / Nicht reiche Bäche spendetest, / Hin und her nicht Flüsse wendetest, / Die Ströme nicht vollendetest, / Was wären Gebirge, was Ebenen und Welt? / Du bist's, der das frischeste Leben erhält.« Goethe, 1986, S. 109.
398 Pseudonym, eigentlich Samuel Langhorne Clemens.
399 Vgl. Ober, 2003, S. 98.
400 »Jetzt waren gerade Wasserkuren das neueste, und Toms leidender Zustand kam ihr wie gerufen. Jeden Morgen holte sie ihn bei Tagesanbruch aus dem Bett, hieß ihn, sich im Holzschuppen aufzustellen, und ertränkte ihn fast mit einer Sintflut kalten Wassers; dann schruppte sie ihn mit einem Handtuch ab, das einer Feile glich, und brachte ihn so wieder zu sich; dann rollte sie ihn in ein feuchtes Tuch und verstaute ihn unter Decken, bis er sich die Seele sauber geschwitzt hatte [...].« Mark Twain, 2011, S. 98.
401 Vgl. Adler, 2012.
402 Vgl. Bauer, 2006.
403 Vgl. Homer, 2014.
404 Vgl. Mann, 2008.
405 Vgl. Bernhard, Thomas: Wittgensteins Neffe. Eine Freundschaft, 1982; vgl. Bernhard, Thomas: Die Kälte. Eine Isolation, 1998; vgl. Bernhard, Thomas: Der Atem. Eine Entscheidung, 2004.
406 Vgl. Zweig, 2013.
407 »Fürstin Olympia, die erste Hofdame der Kronprinzessin, flirtet mit einem ganz gewöhnlichen Husarenrittmeister in einem inländischen Badeort! Und der Boden öffnet sich nicht unter ihren Füssen! [...] Darf die Tochter eines solchen Vaters sich soweit vergessen?« Molnár, 1929, S. 7.
408 »Ich sage Dir: Es gibt keine Geheimnisse. Du mußt ein für allemal wissen, daß man jedes Wort, das in Marienbad gesprochen wird, in Warschau hört. Und wenn in Marienbad einer niest, antwortet man ihm von den Nalewki: ›Gesundheit!‹« Alejchem, 1992, S. 162 f.
409 Vgl. Kundera, 1980.
410 Vgl. Schnitzler, 1994.
411 Vgl. Schnitzler, 2017.
412 Vgl. Suttner, 1896.
413 Vgl. Burton, 1888.
414 Vgl. Tschechow, 2004.
415 Sonett 153 und 154; vgl. Shakespeare, 2000, S. 161.

416 »Sie löscht den Brand aus einem kühlen Bronnen, / Den Liebesglut mit ew'ger Hitze traf: / Er ward zum Bad, wo Kranke Heil gewonnen, / Genesung trinkend. – Doch ich, Liebchens Sklav. / Trink' ihn umsonst: die Welle rauscht und spricht: / Wenn Liebe Wasser wärmt, kühlt Wasser Liebe nicht.« Auszug Sonett 154, Shakespeare, 2000, S. 161.

417 »Die Luft war einst dem Sterben nah. / ›Hilf mir, mein himmlischer Papa‹, / so rief sie mit sehr trübem Blick, / ›ich werde dumm, ich werde dick; / du weißt ja sonst für alles Rat – / schick mich auf Reisen, in ein Bad, / auch saure Milch wird gern empfohlen; – / wenn nicht – laß ich den Teufel holen!‹ / Der Herr, sich scheuend vor Blamage, / erfand für sie die – Tonmassage. / Es gibt seitdem die Welt, die – schreit. Wobei die Luft famos gedeiht.« Morgenstern, 2003, S. 57.

418 Vgl. Geraths, 1926, S. 9 ff.

419 Vgl. Fonsmark, 2008.

420 Holzmann, 1805, S. 46.

421 Hoffmann von Fallersleben, 1841, S. 39.

422 Lesky, 1977, S. 323.

423 Vgl. Croutier, 1992, S. 135.

424 Bereits der Titel des Buches vermittelt das Postulat, dass die Brunnen eine die Gesundheit positiv beeinflussende Wirkung haben; diese wird nicht hinterfragt oder begründet. In Crantz' Vorrede finden sich auch die immer wieder Maria Theresia in den Mund gelegten Worte, wonach man mittels der beschriebenen Quellen als *natürliche allgemeine Gesundquellenapotheke* auf das Leben und die Gesundheit Einfluss nehmen kann. Vgl. Crantz, 1777, S. k. A. (Vorrede).

425 Auch »Cranz« geschrieben.

426 Vgl. Crantz, 1777.

427 Vgl. Crantz, 1778.

428 Gerard van Swieten (1700-1772), in Holland geboren, Arzt, wurden nach Wien berufen, reformierte die medizinischen Ausbildung sowie das Sanitätswesen.

429 Vgl. Leitner, 1984, S. 49 ff.

430 Vgl. Johannisbrunnen, http://www.johannisbrunnen.at/ [19.11.2023]; Juvina Quelle, https://www.juvina.at/de/familienunternehmen/philosophie-geschichte/ [19.11.2023].

431 Vgl. Crantz, 1777, S. 44 f.

432 Vgl. Hahn, 1853, S. 45 ff.

433 Vgl. RGBl. 1870/68.

434 § 1, LGVBl. 1902/60.

435 BGBl. 1957/1, zuletzt geändert mit dem BGBl. I Nr 136/2020 (Stand Juli 2021).

436 Burger, 1989, S. 31.

437 Wie sehr um das »Bad« im Ortsnamen gekämpft wird, zeigt sich an der Gemeinde »Bad Kreuzen«. Vgl. Schopf, 2009, S. 396 ff.

438 Z.B. Karlsbader Beschlüsse, 1819.

439 Z.B. Kaiser Wilhelm II. und Kaiser Franz Joseph I. in Gastein, 1886.

440 Vgl. Pustejovsky, 1980, S. 18 ff.

441 Vgl. Münz, 1934.

442 Kos bezeichnet diese als »[…] einen möglichst hochgestellten Referenzpatienten.« Vgl. Kos, 1991, S. 228.

443 Vgl. Wagner, 1995.

444 Brief Bruckner, 19. Juni 1867.

445 Brief Bruckner, 21. Juli 1867.

446 Vgl. Wiener Zeitung, 10. August 1832, S. 735.

447 Vgl. o. V., 1910 [2].
448 Vgl. Vasko-Juhász, 2013, S. 71 ff.
449 Vgl. Österreichische Gesellschaft vom Goldenen Kreuze, [1993].
450 Schrötters Vater sei hier ob des anzunehmenden Einflusses ebenso erwähnt. Anton Schrötter (1802–1875) hatte erst das Medizinstudium begonnen, bevor er von den naturwissenschaftlichen Fächern vereinnahmt wurde. Er erwarb sich große Verdienste im Bereich der Chemie und der Meteorologie, hat an der Wasserversorgung der Stadt Wien mitgewirkt sowie Analysen von Mineralwässern und Heilquellen erstellt. Privat wirkte Schrötter im Verein »Grüne Insel«, war der Natur sehr zugetan. Vgl. Lagler, 1967; vgl. Schrötter, 1836.
451 Vgl. Sorgo, 1937, S. 148.
452 Ab 1870 leitete er die basierend auf seinen Leistungen neu geschaffene laryngologische Klinik am AKH Wien; 1875 zum ao. Professor für Kehlkopf- und Brustkrankheiten ernannt.
453 Die Plattform für die Gründung war der in Wien angesiedelte gesellige Künstler- und Gelehrtenverein »Grüne Insel«, dem Schrötter angehörte. Man rief immer wieder karitative Initiativen ins Leben. Vgl. Leinwather, 1995, S. 8 ff.
454 Vgl. Leinwather, 1995, S. 18 ff.
455 Vgl. Kunsti, 1938.
456 Z.B. vgl. Brioni Insel-Zeitung, 6. Februar 1910, S. 12; vgl. Brioni Insel-Zeitung, 24. September 1911, S. 8 ff.
457 Vgl. Brioni Insel-Zeitung, 24. September 1911, S. 1.
458 Vgl. Mugler, 2013, S. 136 ff.
459 Vgl. Neues Wiener Tagblatt, 27. April 1913, S. 9–15.
460 Vgl. Fischinger, 2015, S. 423 f.
461 Vgl. Kreuzer, 2015, S. 12 f.
462 Vgl. Glott, 1937, S. 39 f.
463 Vgl. Drobny, 1910, S. 14.
464 Vgl. Ibsen, 2013.
465 Vgl. Maupassant, 2015.
466 Münz, 1934, S. 150 f.
467 Křížek, 1990, S. 164.
468 Vgl. Löschburg, 1982, S. 13 ff.
469 Vgl. Löschburg, 1982, S. 126 ff. »Geld und Zeit sind die Haupt-Requisitien zu einer Reise. Gesundheit könnte für ein drittes gelten; allein wer sie nicht hat, erlangt sie oft durchs Reisen, und zur Erhaltung derselben wissen berühmte Aerzte in vielen Fällen keine besseren Rath, als jährlich ein paar Wochen sich auf der Landstrasse rütteln zu lassen.« Herbig, 1846, 1. Teil, S. 1.
470 Fleckles, 1865, S. 23.
471 Schopenhauer, 1838, S. 2
472 Schopenhauer, 1838, S. 318.
473 Schopenhauer, 1838, S. 317.
474 Vasko-Juhász, 2006, S. 44.
475 Die Fahrt von Wien nach Triest konnte man bei der Eröffnung der Strecke in knapp 23 Stunden zurücklegen, der Nachtschnellzug ermöglichte dies in knapp elf Stunden; zuvor hatte man sieben Tage Postwagen einzuplanen gehabt. Vgl. Hainschek, 2011, S. 11.
476 Vgl. Vasko-Juhász, 2006, S. 35 f. und 152.
477 Auch »Roßegger« geschrieben.
478 Vgl. Rosegger, 1997.

479 Rosegger, 1997, S. 110.
480 Vgl. Vulliod, 1913, S. 122; vgl. Rosegger, 1886.
481 Vgl. Rosegger, 1906.
482 Vgl. Rosegger, 1904.
483 O. V., 1910 [1], S. 2.
484 Bülow, 1924, S. 72 f.
485 Vgl. Kreuzer, 2015, S. 9.
486 Goethe, 1836, S. 309.
487 Damen Conversations Lexikon, S. 1041 (vgl. Damen Conversations Lexikon, Bd. 1, S. 414–415), 2005, elektronische Ressource.
488 Hähner-Rombach, 2005, S. 11.
489 Kronoff, o. J., S. 152.
490 Hönigsberg, 1857, S. 4.
491 Vgl. Eble, 1832, S. 80 ff.
492 Vgl. Wick, 1903, S. 1 f.
493 Der Kaiser selbst genoss mehr die Natur, weniger die Kurmittel. Dafür kam er als wahrlich treuer Gast dreiundachtzig Mal im Sommer nach Bad Ischl.
494 Vgl. Heindl, 1980, S. 34 f.
495 Heindl, 1980, S. 35.
496 Vgl. Kreuzer, 2015, S. 7 ff., 19 ff. und 57 ff.
497 Vgl. Luipersbeck, o. J., S. 42.
498 Kohlensäure, Moor, Thermalwasser.
499 Vgl. Luipersbeck, o. J., S. 139.
500 Vgl. Arming, 1834, Vorbemerkung.
501 Vgl. Starzengruber, 1843, S. 85 f.
502 Vgl. Starzengruber, 1834, S. 55 f.
503 Fleckles, 1865, S. 42.
504 Vgl. Fleckles, 1870; vgl. Scheu, 1828, S. 9 ff.; vgl. Fleckles, 1834, S. XIII und 12.
505 Nicht unerwähnt bleiben soll zur Person Peter Altenberg, dass sein Umgang mit Kindern abzulehnen und als Pädophilie einzustufen ist.
506 Altenberg, 1913, S. 43.
507 Hickel, 1999, S. 59.
508 Vgl. Grillparzer, 1872, S. 3 f.
509 Vgl. Grillparzer, 1872, S. 77.
510 Nikolauskirche, Bad Gastein; gesehen am 25. Oktober 2015 von APR.
511 Zappert, 1858, S. 149.
512 Crantz, 1777, S. 3.
513 Crantz, 1777, S. 4.
514 Badeverein, 1840, S. 40.
515 Herbig, 1846, 2. Teil, S. 1.
516 Austen, 2007, S. 81.
517 Sein richtiger Name war Johann Paul Friedrich Richter, aus Bewunderung für Jean-Jacques Rousseau wählte er den Publikationsnamen »Jean Paul«.
518 Jean Paul, 2013, S. 111.
519 Spitzer, 1967, S. 85.
520 Spitzer, 1967, S. 86.

521 Vincenz Prießnitz behandelte mit Wasser, siehe dazu Kapitel Kaltwasserheilanstalten/Wasserkuranstalten.
522 Schacherl, 1998, S. 278.
523 Spitzer, 1967, S. 314 f.
524 Hoffmann hat die letzten Jahrzehnte seines ärztlichen Werdegangs als Leiter einer Irrenanstalt verbracht. Privat waren seine Interessen breit gefächert, er hat gedichtet und gemalt, unter anderem den weithin bekannten *Struwwelpeter*, eigentlich ein Weihnachtsgeschenk für seinen Sohn. Er war ein geselliger, humorvoller Mann, der selbst auch Bäder nutzte und von ihnen positive Wirkung erfuhr.
525 Vgl. Hoffmann, 1860.
526 Hoffmann, 1985, S. 147.
527 Hoffmann, 1860, S. 90.
528 Vgl. Hoffmann, 1860, S. 89 f.
529 Hoffmann, 1860, S. 150 f.
530 Hoffmann, 1860, S. 20.
531 Hoffmann, 1860, S. 20.
532 Hoffmann, 1860, S. 23.
533 Hoffmann, 1860, S. 95.
534 Kurtz, 1835, S. 59.
535 Stettenheim, 1905, S. 20.
536 Goethe, 1836, S. 141.
537 Hoffmann, 1860, S. 66.
538 Hoffmann, 1860, S. 77.
539 Vgl. Fontane, 1997.
540 Oertel, 1834, S. 39.
541 Oertel, 1834, S. 39.
542 Vgl. Oertel, 1834, S. 39.
543 Stettenheim, 1905, S. 54.
544 Burger, 1989, S. 42.
545 Bryson, 2011, S. 448.
546 Vgl. Rüsch, 1825, S. 349 ff.; vgl. Blasius, 1980, S. 132 ff.
547 Vgl. Rüsch, 1825, S. 119.
548 Mauthner, 1837, S. 330.
549 Vgl. Shorter, 1990.
550 Kos, 1991, S. 220.
551 Stettenheim, 1905, S. 16.
552 Kronoff, o. J., S. 152.
553 Vgl. Stinde, 1891.
554 Kos, 1991, S. 220.
555 Kos, 1991, S. 220.
556 Kos, 1991, S. 232.
557 Vgl. Löschburg, 1982, S. 166.
558 Vgl. Dostojewski, 2015.
559 Spitzer, 1967, S. 181.
560 Spitzer, 1967, S. 260.
561 Karlsbad (Karlovy Vary), Franzensbad (Františkovy Lázně), Marienbad (Mariánské Lázně).
562 Ebner-Eschenbach, [1858], S. 74.

563 Vgl. Ebner-Eschenbach, [1858], S. 34 ff.
564 »Die Wanne spricht: / Ihr alle, die ich labe / Zu stärkend warmem Bade / In meinen Fluten ein, / Wollt mir die Wohltat lohnen / Und gütigst mich verschonen / Mit Versen groß und klein. / Ihr könnt von meinen Gästen / Die schönsten und die besten / Und doch nicht Dichter sein.« Ebner-Eschenbach, [1858], S. 50.
565 Fontane, 1999, S. 7 f.
566 Spitzer, 1967, S. 295.
567 Stettenheim, 1905, S. 115.
568 Lichtenberg war u. a. mit Goethe und Hufeland (Christoph Wilhelm Hufeland, 1762–1836, angesehener Arzt) bekannt.
569 Lichtenberg, 1994, S. 96.
570 Lichtenberg, 1994, S. 96.
571 Lichtenberg, 1994, S. 95–102. »Warum hat Deutschland noch kein grosses öffentliches Seebad?«
572 Haeberlin, 1934, S. 433.
573 Lorenz, 1949, S. 239.
574 Moczarski, 1850, S. 27.
575 Mark Twain, 2006, S. k. A.
576 Molière, 1752, S. 342.
577 Auch sind die Schreibweisen »Vinzenz« bzw. »Priessnitz« bekannt.
578 Vgl. Selinger, 1852, S. 4 f.
579 Behandlung eines gequetschten Fingers mit 14 Jahren; vgl. Selinger, 1852, S. 176. Schwerer Unfall u. a. mit gebrochener Rippe mit 16 Jahren; vgl. Selinger, 1852, S. 9 ff.
580 O. V., 1851, S. 583.
581 Kurtz bezeichnet Prießnitz als außergewöhnlichen Menschen mit außerordentlichen Anlagen, einer Kombination von »Genie und gesunde[m] Menschenverstand«. Kurtz, 1835. S. 62.
582 Wasser getrunken sowie als Bad, Wickel, Abreibung, Dusche o.Ä. angewandt.
583 Vgl. Selinger, 1852, S. 90.
584 Vgl. Wyklicky, 1971; vgl. Held-Ritt, 1988.
585 Vgl. Skopec, 1991; vgl. Price, 1981.
586 Vgl. Selinger, 1852, S. 135; vgl. Metcalfe, 1898, S. 45.
587 Vgl. Putzer, 1852, S. 13.
588 Auch »Johannes« geschrieben.
589 Als Geburtsjahr auch 1797 und 1800 in der Literatur genannt.
590 Vater: Johann Siegmund Hahn (1664–1742), Söhne: Johann Gottfried von Hahn (1694–1753), Johann Siegmund Hahn (1696–1773); Letzterer setzte maßgeblich das Wirken des Vaters für die Wasserheilkunde fort.
591 Vgl. Hahn, 1754.
592 Rund 100 km von Prießnitz' und Schroths Freiwaldau entfernt.
593 Vgl. Selinger, 1852, S. 6 f.
594 Vgl. Selinger, 1852, S. 8.
595 Oertl, 1834; »Unterricht von der Heilkraft des frischen Wassers«.
596 Vgl. Beer, 2013, S. 2 f.
597 Vgl. Rothschuh, 1984, S. 125.
598 Vgl. Kneipp, 1890, S. 2.
599 Vgl. Ripper, 1893.
600 Ab 1835 versuchte bereits der Prießnitz-Schüler und Landarzt Johann Emmel (1796–1868) in Kal-

tenleutgeben eine Wasserheilanstalt zu betreiben, was schlussendlich auch gelang, ergänzt durch das Angebot bei Adolf Weiß. Vgl. Metcalfe, 1898, S. 173; vgl. Emmel, 1840, S. 486; vgl. Oertel, 1839, S. 28 ff. Im 17. Jahrhundert fanden zu den Quellen der Gegend Wallfahrten der Gesundheit wegen statt. Vgl. Herbeck, 1890, S. 39.

601 Vgl. o. V., 1890 [1], S. 4.
602 Vgl. Ober, 2003, S. 101 f.
603 Vgl. Mark Twain, 1892, »Wie man einen Schnupfen kuriert«.
604 Rachel schloss ihr Medizinstudium 1851 als vierte Frau in den United States ab. Vgl. Ober, 2003, S. 111.
605 Vgl. Ober, 2003, S. 111 ff.
606 Vgl. Gleason, 1882.
607 Vgl. Ober, 2003, S. 116 ff.
608 Vgl. Rothschuh, 1984, S. 124.
609 Vgl. Beer et al., 2013, S. 1.
610 Das Dilemma der akademischen Medizin zeigte bereits Molière (1622–1673), selbst an Tbc erkrankt und enttäuscht von der Ärzteschaft, mit dem Lustspiel *Die Liebe ein Arzt*, uraufgeführt 1665. Zu einer wohlbehüteten, von Liebeskummer geplagten Tochter wird eine Handvoll Ärzte gerufen, keiner kann helfen, im jeweils unterschiedlichen Therapiezugang ist keine Einigkeit zu finden, verdienen wollen sie aber alle gut. Untereinander diskutieren die Ärzte ihr Arbeitsethos. Die harsche Kritik an der Medizin (vgl. Molière, 1752, S. 330) wird auf die Spitze getrieben, indem der Liebhaber als neu dazustoßender Arzt mit einem Meisterstück sein und der Tochter Glück rettet.
611 Rausse schreibt, dass Prießnitz eben zur richtigen Zeit agierte, 50 Jahre früher wäre »[...] sein Genie wie Fluch und Verdammnis gewesen.« Rausse, 1839, S. 2.
612 Vgl. Rothschuh, 1984, S. 125.
613 Rothschuh, 1984, S. 125.
614 Hall, 1846, S. 203.
615 Hall, 1846, S. 203 f.
616 Vgl. Rothschuh, 1984, S. 123; vgl. Oertel, 1835, S. VI.
617 Wyklicky, 1971, S. 1557
618 Vgl. Rousseau, 2010, S. 17.
619 Vgl. Rousseau, 2010, S. 52.
620 Vgl. Rousseau, 2010, S. 64.
621 Vgl. Rousseau, 2010, S. 208.
622 Vgl. Rousseau, 2010, S. 779 f., 836, 879.
623 Vgl. o. V., 1855, S. 291–363.
624 O. V., 1855, S. 363.
625 Kurtz, 1935, S. 7.
626 Winternitz, 1893, S. 1.
627 Auch die Schreibweise »Keihl« bekannt.
628 Wasser ist für ihn eine Arznei, wie bei keiner anderen kann man bei seiner Anwendung so optimal dosieren und an die Anforderungen anpassen. Vgl. Keihl, 1866, S. 25.
629 Vgl. Keihl, 1866, S. 25 f.
630 Keihl, 1866, S. 26.
631 Kurtz, 1835, S. 68.
632 Vgl. Kußmaul, 1897, S. 13 ff.
633 Vgl. Gleich, 1847, S. 153 ff.

634 Vgl. Schopf, 2009, S. 14.
635 Keyhl dürfte aber die Zeit in Gräfenberg auch genutzt haben, um bei Schroth zu hospitieren, dessen Heilart er in Einzelfällen ebenso anwendete. Vgl. Keihl, 1866, S. 21.
636 Vgl. Schopf, 2009, S. 28 ff.
637 Vgl. Keihl, 1866, S. 4 f.
638 Beispielsweise prägte Otto Fleischanderl (1849–1909), ausgebildet u. a. bei W. Winternitz in Kaltenleutgeben und über die Wintermonate in Abbazia tätig, den Ort sowie den Kurbetrieb maßgeblich. Vgl. Averbeck, 2012, S. 515.
639 Dies beinhaltet unterschiedliche Wasserformate (z. B. fließendes Wasser, Meerwasser, Quellwasser etc.).
640 Putzer, 1852, S. 21.
641 Colomb, 1850, S. 79.
642 Vgl. Averbeck, 2012, S. 439 ff.; vgl. Hundt, 2002; vgl. Colomb, 1850.
643 Klabund, 1917, S. 33 (Alfred Henschke, 1890–1928, selbst an Tbc erkrankt, hielt sich immer wieder in Kurorten auf).
644 Vgl. Dietrich-Daum, 2007, S. 32 ff.
645 Z.B. Kaiser Joseph II. (1741–1790), Erzherzog Franz Ferdinand (1863–1914).
646 Z.B. die Anstalt für Brustkranke in Gleichenberg oder die Institution für skrofulöse Kinder in Bad Hall.
647 Vgl. Dietrich-Daum, 2007, S. 192 ff.
648 Vgl. o. V., 1889.
649 Vgl. Dietrich-Daum, 2007, S. 207 f.
650 Dettweiler war zuerst Brehmers Patient, später sein Assistent. Nach gemeinsamer Zeit überwarf man sich aufgrund unterschiedlicher Ansichten in medizinischen Belangen. Vgl. Öchsner-Pischel, 2005, S. 349 f.
651 Vgl. Öchsner-Pischel, 2005.
652 Sorgo, 1937, S. 148.
653 Vgl. McCarthy, 2001, S. 414.
654 Vgl. Dietrich-Daum, 2007, S. 359 f.
655 Fischel, 1916, S. 794.
656 Vgl. Lesky, 1968, S. k. A.
657 Vgl. Dietrich-Daum, 2007, S. 199 ff.
658 Vgl. Dietrich-Daum, 2007, S. 288.
659 Vgl. Dietrich-Daum, 2007, S. 318 ff.
660 Vgl. Dietrich-Daum, 2007, S. 217 f. Die Kurorte verfolgten hinsichtlich Tbc-Kranker unterschiedliche Strategien. So gab es jene, die dezidiert Lungenkranke nicht beherbergten, auch wenn ihre Lage und das umgebende Klima günstig gewesen wären. Im Kurhaus Semmering war dies Usus, man schickte diese Personen z. B. an das Sanatorium Wienerwald oder an jenes in Hochegg.
661 Vgl. Langer, 1973; vgl. Skopec, 1998.
662 Vgl. o. V., [1933].
663 Vgl. Rhomberg, 1999.
664 Vgl. Weiss, 2006, S. 46.
665 Z.B. Zusatzbaracken, Weltkriege, Versorgungsengpässe, Übernahme durch das Land.
666 Vgl. Weiss, 2006; vgl. Pfeiffer, 1906.
667 Vgl. u. a. o. V., 1906 [2], S. 3.
668 Vgl. o. V., 1906, S. 777 f.
669 Vgl. Rosegger, 1907, S. 915–920.

670 Rosegger, 1907, S. 916.
671 Vgl. Rosegger, 1908, S. 474–477.
672 Rosegger, 1907, S. 917.
673 Die Heliotherapie nutzt die Sonnenstrahlung, um damit auf den menschlichen Körper bzw. auf einzelne Körperregionen einzuwirken.
674 Schlapper, 1926, S. 194; vgl. Brehmer, 1869, an mehreren Stellen im Werk.
675 Krapf, 2006, S. 641.
676 Popp, [1966], S. 15.
677 Vgl. Selinger, 1852, S. 108 f.
678 Vgl. Selinger, 1852, S. 195.
679 Winternitz, 1869, S. 9.
680 O. V., 1890 [1], S. 4.
681 Vasko-Juhász, 2006, S. 191.
682 Vasko-Juhász, 2006, S. 295.
683 Gelcich, 1888, S. 25.
684 Schüler, 1877, S. 135.
685 Fritsche, 1910, S. 98.
686 1900 zählte Karlsbad 14.637 Einwohner und 49.470 Kurgäste. Vgl. Fritsche, 1910, S. 98.
687 Fritsche, 1910, S. 97.
688 Vgl. Fritsche, 1910, S. 96 ff.
689 Aus dem Italienischen frei übersetzt mit: »Hier genest man«; viele Institutionen tragen/trugen den Namen »Quisisana«, z. B. in Opatija, in Bad Wildungen.
690 Gottsched, 1751, S. 75; Auszug aus der Ode *Auf das berühmte Kaiser-Karls-Bad.*
691 Die Bezeichnung orientiert sich an der Schreibweise auf der Karte. Damit ergeben sich bei mehreren Aufnahmen einer Anstalt unterschiedliche Nennungen. Dies kann an der Schreibweise selbst (Zeilern oder Zeillern), an der Umbenennung (Jubliäumsspital oder Krankenhaus der Stadt Wien) bzw. am Funktionswandel (Heeres-Kurlazarett Semmering oder Kurhaus Semmering) liegen.
692 Viele dieser nun genannten Werke können online gelesen werden; beispielsweise wurden diese unter folgenden Ressourcen gefunden: https://www.onb.ac.at/, https://archive.org/, https://www.digitale-sammlungen.de/de/, https://www.digital.wienbibliothek.at/, https://www.hathitrust.org/, https://books.google.at/ [alle 04.11.2023].
693 Im Vorwort des ersten Bandes schreibt der Autor, dass er aufgrund seiner Stellung derzeit noch anonym bleiben müsse. Es handelt sich dabei um Hermann Klencke (1813–1881), Arzt und Autor.

Verzeichnis der Institutionen

Lfnr.	Bezeichnung	BLD	Lfnr.	Bezeichnung	BLD
1	Kaltwasserheilanstalt Hartenstein, Albrechtsberg	NÖ	2	Heilanstalt Alland	NÖ
3	Heilanstalt Alland	NÖ	4	Heilanstalt Alland	NÖ
5	Krankenhaus Allentsteig	NÖ	6	Erholungsheim Schloß Atzenbrugg	NÖ
7	Mütterheim, Bad Hall	OÖ	8	Allgemeines Krankenhaus Bad Ischl	OÖ
9	Kuranstalt Helios Bad Ischl	OÖ	10	Moor- u. Kneippanstalt Bad Leonfelden	OÖ
11	Bürgerspital Baden	NÖ	12	Krankenhaus Berg	OÖ
13	Krankenhaus Berg	OÖ	14	Allgemeines Krankenhaus Braunau	OÖ
15	Krankenhaus und Genesungsheim der Barmherzigen Brüder, Eggenberg	ST	16	Krankenhaus Eggenburg	NÖ
17	Heilstätte Enzenbach	ST	18	Erholungsheim Freiland	NÖ
19	Sanatorium Austria, Frohnleiten	ST	20	Institut Zeileis, Gallspach	OÖ
21	Institut Zeileis, Gallspach	OÖ	22	Institut Zeileis, Gallspach	OÖ
23	Institut Zeileis, Gallspach	OÖ	24	Institut Zeileis, Gallspach	OÖ
25	Institut Zeileis, Gallspach	OÖ	26	Institut Zeileis, Gallspach	OÖ
27	Institut Zeileis, Gallspach	OÖ	28	Institut Zeileis, Gallspach	OÖ
29	Institut Zeileis, Gallspach	OÖ	30	Institut Zeileis, Gallspach	OÖ
31	Heilstätte Hörgas, Gratwein	ST	32	Landeskrankenhaus Graz	ST
33	Sanatorium der Kreuzschwestern, Graz	ST	34	Sanatorium der Kreuzschwestern, Graz	ST
35	Krankenhaus und Bezirksaltersheim Grieskirchen	OÖ	36	Heilstätte vom österreichischen Roten Kreuz, Grimmenstein	NÖ
37	Krankenhaus Hainburg	NÖ	38	Dr. Schedlbauers Sanatorium, Hall in Tirol	T
39	Krankenhaus Hall in Tirol	T	40	Krankenhaus Hall in Tirol	T
41	Krankenhaus Hall in Tirol	T	42	Reserve Lazarett II, Hall in Tirol	T
43	Bürger-Versorgunghaus Hallein	S	44	Sanatorium Dr. Lemperg, Hatzendorf	ST
45	Heilanstalt Hochzirl	T	46	Heilanstalt Hochzirl	T
47	Sanatorium Hochzirl	T	48	Krankenhaus Hollabrunn	NÖ
49	Erholungsheim Judendorf-Strassengel	ST	50	Erholungsheim Judendorf-Strassengel	ST
51	Landesspital Kittsee	B	52	Landeskrankenhaus Klagenfurt	K

Lfnr.	Bezeichnung	BLD	Lfnr.	Bezeichnung	BLD
53	Krankenhaus Knittelfeld	ST	54	Allgemein öffentliches Krankenhaus Krems	NÖ
55	Heilstätte der Invalidenversicherungsanstalt, Laab im Walde	NÖ	56	Landeskrankenhaus Leoben	ST
57	Bezirkskrankenhaus Lienz	T	58	Krankenhaus Lilienfeld	NÖ
59	Allgemeines Krankenhaus Linz	OÖ	60	Krankenhaus der Barmherzigen Schwestern, Linz	OÖ
61	Krankenhaus der Elisabethinen, Linz	OÖ	62	Heil- und Pflegeanstalt Mauer-Öhling	NÖ
63	Erholungsheim der Franziskanerinnen, Mayerling	NÖ	64	Krankenhaus Mistelbach	NÖ
65	Bezirkskrankenhaus Mistelbach	NÖ	66	Sanatorium Perchtoldsdorf	NÖ
67	Genesungsheim Rosenburg	NÖ	68	Genesungsheim Rosenburg	NÖ
69	Kurhaus Semmering	NÖ	70	Unfallkrankenhaus Salzburg	S
71	Krankenhaus Scheibbs	NÖ	72	Kindererholungsheim Seebenstein	NÖ
73	Heeres-Kurlazarett, Semmering	NÖ	74	Sanatorium Dr. Vecsei, Semmering	NÖ
75	Krankenhaus Steyr	OÖ	76	Heilanstalt Sulz-Stangau	NÖ
77	»Auhof« in Türnitz	NÖ	78	Rekonvaleszentenheim Unter-Olberndorf	NÖ
79	Krankenhaus Hatschekstiftung, Vöcklabruck	OÖ	80	Buchenbergheim Waidhofen/Ybbs	NÖ
81	Buchenbergheim Waidhofen/Ybbs	NÖ	82	Buchenbergheim Waidhofen/Ybbs	NÖ
83	Buchenbergheim Waidhofen/Ybbs	NÖ	84	K. u. K. Genesungsheim, Waidhofen/Ybbs	NÖ
85	Kuranstalt Dr. Werner, Waidhofen/Ybbs	NÖ	86	Allgemeines Krankenhaus Wels	OÖ
87	Allgemeines öffentliches Krankenhaus der Schwestern vom heiligen Kreuz, Wels	OÖ	88	Krankenhaus Wels	OÖ
89	Filiale-Spital »Arbeiterheim« Wien	W	90	Öffentliches Krankenhaus der Barmh. Schwestern, Linz	OÖ
91	Rudolfs-Spital, Wien	W	92	Wilhelminenspital, Wien	W
93	Orthopädisches Spital Speising, Wien	W	94	Orthopädisches Spital, Wien	W
95	Orthopädische Heilanstalt, Graz	ST	96	Kaiser Franz Josef Spital, Wien	W
97	St. Josef-Krankenhaus, Wien	W	98	St. Josef-Krankenhaus, Wien	W
99	Krankenhaus Floridsdorf, Wien	W	100	Reichsanstalt für Mütter und Kinderfürsorge, Glanzing	W
101	Elisabeth-Spital, Wien	W	102	Allgemeines Krankenhaus, Wien	W
103	Allgemeines Krankenhaus, Wien	W	104	Versorgungsanstalt Lainz	W
105	Städtisches Versorgungsheim, Wien	W	106	Krankenhaus der Barmherzigen Brüder, Wien	W
107	Krankenhaus der Barmherzigen Brüder, Wien	W	108	Krankenhaus der Barmherzigen Brüder, Wien	W

Lfnr.	Bezeichnung	BLD	Lfnr.	Bezeichnung	BLD
109	Krankenhaus der Barmherzigen Brüder, Wien	W	110	Krankenhaus der Barmherzigen Brüder, Wien	W
111	Krankenhaus der Barmherzigen Brüder, Wien	W	112	Krankenhaus der Barmherzigen Brüder, Wien	W
113	Krankenhaus der Barmherzigen Brüder, Wien	W	114	Krankenhaus der Barmherzigen Brüder, Wien	W
115	Jubiläumsspital, Wien	W	116	Krankenhaus der Stadt Wien, Lainz	W
117	Krankenhaus der Stadt Wien, Lainz	W	118	Krankenhaus der Stadt Wien, Lainz	W
119	Krankenhaus der Stadt Wien, Wien XIII.	W	120	Krankenhaus der Stadt Wien, Wien XIII.	W
121	Krankenhaus der Stadt Wien, Lainz	W	122	Lungenheilstädte Baumgartnerhöhe, Wien	W
123	Lungenheilstädte Baumgartnerhöhe, Wien	W	124	Baumgartnerhöhe, Wien	W
125	Baumgartnerhöhe, Wien	W	126	NÖ Landes-Irrenanstalt, Ybbs	NÖ
127	Wiener Heil- und Pflegeanstalt, Ybbs	NÖ	128	Erholungsheim Zeillern	NÖ
129	Erholungsheim Zeillern	NÖ	130	Erholungsheim Zeillern	NÖ
131	Rekonvaleszentenheim Zeillern	NÖ	132	Erholungsheim Zeillern	NÖ
133	Genesungsheim Zeillern	NÖ	134	Krankenhaus Zwettl	NÖ

Die Auflistung der sich im Bestand befindenden Ansichtspostkarten gibt die Laufnummer, die Bezeichnung der Institution[691], wenn für die Einordnung notwendig, ergänzt mit dem Ort sowie das Bundesland wieder. Die örtliche Zuteilung erfolgte gemäß den heute geltenden Bundeslandgrenzen.

Abkürzungsverzeichnis

AKH	Allgemeines Krankenhaus
ao.	außerordentlich
APR	Andrea Praschinger
B	Burgenland
BGBl.	Bundesgesetzblatt
BLD	Bundesland
bzw.	beziehungsweise
d. h.	das heißt
ggf.	gegebenenfalls
Hg.	Herausgeber
inkl.	inklusive
K	Kärnten
k. A.	keine Angabe
k. k.	kaiserlich-königlich
k. u. k.	kaiserlich und königlich
Lfnr.	Laufnummer
LGVBl.	Landesgesetz- und Verordnungsblatt
NÖ	Niederösterreich
o. J.	ohne Jahr
OÖ	Oberösterreich
o. V.	ohne Verfasser
RGBl.	Reichsgesetzblatt (Österreich)
S	Salzburg
ST	Steiermark
T	Tirol
Tbc	Tuberkulose
u. a.	unter anderem
Übers.	Übersetzer
UNICEF	United Nations International Children's Emergency Fund
uvm.	und vieles mehr
W	Wien
WHO	World Health Organization
z. B.	zum Beispiel

Literaturverzeichnis

Monografien/Gedruckte Quellen[692]

Adler, Polly: Wer jung bleiben will, muss früh damit anfangen, Wien, 2012

Alejchem, Scholem: Marienbad. Ein Roman in Briefen, München, 1992

Altenberg, Peter: »Semmering 1912«, Berlin, 1913

Arming, F.W.: Jod- und lithionhältige Salzquelle zu Hall bei Kremsmünster in Oberösterreich, Wien, 1834

Arndt, Wilhelm: Chronicon Eberspergense, in: Pertz, Georg: Monumenta Germaniae Historica, Tomus XX, Hannover, 1868, S. 9–16

Ashenburg, Katherine: The Dirt on Clean: An Unsanitized History, New York, 2007

Assel, Jutta, et al.: Vorstudien und Dokumente zu einer Geschichte der Bildpostkarte bis 1933, http://www.goethezeitportal.de/fileadmin/Images/wd/projekte-pool/bildpostkarte/Postkarten_Aufsatz_I-zur_Publikation_a.pdf [29.10.2023]

Auer, Alfred: Kurstadt Wien, Wien u. a., 1978

Aumüller, Gerhard: Überblick über die Geschichte der Anatomie in Marburg vom 16. bis ins 19. Jahrhundert, in: Grundmann, Kornelia, et al. (Hg.): Museum Anatomicum. Das Marburger Medizinhistorische Museum. Geschichte und Ausstellungsgegenstände, Marburg, 2012, S. 7–32

Austen, Jane: Sanditon, Düsseldorf, 2007

Averbeck, Hubertus: Von der Kaltwasserkur bis zur physikalischen Therapie, Bremen, 2012

Barthel, Helene, et al.: Zeileis. Vom Wirken zweier Männer in Gallspach, Graz u. a., 1970

Bauer, Ingolf: Wasser auf Reisen. Zum Mineralwasserversand, in: Canz, Sigrid: Große Welt reist ins Bad, München, 1980, S. 13–17

Bauer, Manfred: Tod im Champagnerbad, Wien, 2006

Bernhard, Thomas: Wittgensteins Neffe. Eine Freundschaft, Frankfurt, 1982

Bernhard, Thomas: Die Kälte. Eine Isolation, Salzburg u. a., 1998

Bernhard, Thomas: Der Atem. Eine Entscheidung, München, 2004

Bierbaum, Otto Julius: Eine empfindsame Reise im Automobil, Berlin, 1903

Binz Nocco, Priska: Mineralwasser als Heilmittel. Medizinisch-pharmazeutische Aspekte im 19. und frühen 20. Jahrhundert unter besonderer Berücksichtigung des Kantons Tessin, Liebefeld, 2008

Blasius, Dirk: Der verwaltete Wahnsinn. Eine Sozialgeschichte des Irrenhauses, Frankfurt, 1980

Bothe, F[riedrich]. H[einrich].: Pindars Olympische Oden, in ihr Sylbenmaass verdeutscht, Teil 1, Berlin, 1808

Brehmer, Herrmann: Die chronische Lungenschwindsucht und Tuberkulose der Lunge. Ihre Ursache und ihre Heilung, Berlin, 1869
Brödner, Erika: Die römischen Thermen und das antike Badewesen, Darmstadt, 1983
Bülow, Paula von: Aus verklungenen Zeiten. Lebenserinnerungen 1833–1920, Leipzig, 1924
Burger, Hermann: Die Wasserfallfinsternis vom Badgastein. Ein Hydrotestament in fünf Sätzen, in: Burger, Hermann: Die Wasserfallfinsternis von Badgastein und andere Erzählungen, Frankfurt, 1989, S. 27–52
Bryson, Bill: Eine kurze Geschichte der alltäglichen Dinge, München, 2011
Carline, Richard: Pictures in the Post. The story of the picture postcard and its place in the history of popular art, London, 1971
Claussen, Detlev: Vertreibung aus dem Urlaubsparadies. Über den Borkumantisemitismus, in: Gold, Helmut, et al. (Hg.): Abgestempelt. Judenfeindliche Postkarten, Heidelberg, 1999, S. 251–255
Colomb, Marie von: Vinzenz Prießnitz und dessen Wasserheilmethode zu Gräfenberg. Als Programm zur Eröffnung der Wasserheilanstalt zu Görbersdorf unterhalb Fürstenstein im schlesischen Gebirge, Breslau, 1850
Crantz, Heinrich Johann von: Gesundbrunnen der Oestereichischen Monarchie, Wien, 1777
Crantz, Heinrich: Synopsis fontium Austriae provinciarumque subditarum, Wien, 1778
Croutier, Alev: Wasser. Elixier des Lebens, München, 1992
Diekmannshenke, Hajo: Text-Bild-Kommunikation am Beispiel der Postkarte, in: Pohl, Inge (Hg.): Semantik und Pragmatik – Schnittstellen, Frankfurt, 2008, S. 85–107
Dietrich-Daum, Elisabeth: Die »Wiener Krankheit«. Eine Sozialgeschichte der Tuberkulose in Österreich, Wien, 2007
Donner, Josef: Auf springt der Quell, Band 1, Wien, 1998
Donner, Josef: Auf springt der Quell, Band 2, Wien, 2002
Dostojewski, Fjodor: Der Spieler, Wiesbaden, 2015
Dryander, Johann: Vom Eymsser Bade / was natur es in ihm hab. Wie man sich darinn halten soll. Auch zu was kranckheit es gebraucht soll werden, Straßburg, 1541
Dryander, Johann: Artzenei Spiegel, Gemeyner Inhalt derselbigen, Wes bede einem Leib vnnd Wundtartzt, in der Theoric, Practic, vnnd Chirurgei zůsteht, Frankfurt, 1547
Duller-Mayrhofer, Judith: Die alte Donau. Auf Sommerfrische in der Stadt, Wien, 2012
Eble, Burkard: Das Wildbad Gastein in seinen Beziehungen zum menschlichen Organismus und die neu errichtete Filial-Bad-Anstalt zu Hof-Gastein, Wien, 1832
Ebner-Eschenbach, Marie von: Aus Franzensbad. Sechs Episteln, Leipzig, [1858]
Ebner-Eschenbach, Marie von: Gesammelte Werke in drei Bänden, Band 3: Erzählungen. Autobiographische Schriften, München, 1956–1958
Eichinger, Rosemarie: Die schwarze Zunft, Wien, 2009
Fangerau, Heiner: Krankengeschichten – »Anstaltsfeste«, Dankschreiben und Beschwerden, in: Stollberg, Gunnar, et al. (Hg.): Krankenhausgeschichte heute, Münster, 2012, S. 63–69
Fansa, Mamoun, et al. (Hg.): Wasserwelten. Badekultur und Technik, Mainz, 2010
Fellner, Günter: Judenfreundlichkeit, Judenfeindlichkeit. Spielarten in einem Fremdenverkehrsland, in: Kriechbaumer, Robert (Hg.): Der Geschmack der Vergänglichkeit. Jüdische Sommerfrische in Salzburg, Wien u. a., 2002, S. 59–126

Ferro, D. Paskal [sic!] Joseph: Vom Gebrauche der kalten Bäder, Wien, 1781 [1]
Fierlinger, Anton: Anzeige an das Publikum, über künstliche Mineralwässer, Wien, o. J.
Finke, Georg: Geschichte des Penny-Porto-Systems und der Briefmarken, Leipzig, 1890
Fischer, Lisa: Die Riviera an der Donau. 100 Jahre Strombad Kritzendorf, Wien u. a., 2004
Fleckles, Ferdinand: Diätetik für Trink-, Bade-, Molken-, Trauben- und climatische Curen, Erlangen, 1965
Fleckles, Leopold: Der ärztliche Wegweiser nach den vorzüglichen Heilquellen und Gesundbrunnen des österreichischen Kaiserstaates, Wien, 1834
Fleckles, L[eopold].: Ueber die balneotherapeutische Bedeutung der Nachcuren in einigen chronischen Krankheiten, Leipzig, 1870
Floyer, John, et al: Psychrolousia. Or, the history of cold bathing: both ancient and modern. In two parts. The first, written by Sir John Floyer, of Litchfield, Knt. The second, treating of the genuine use of hot and cold baths, 4. Auflage, London, 1715
Fonsmark, Anne-Brigitte (Hg.): Über das Wasser – Gustave Caillebotte. Ein Impressionist wieder entdeckt, Ostfildern, 2008
Fontane, Theodor: Effi Briest, München, 1997
Fontane, Theodor: Modernes Reisen, in: Fontane, Theodor: Von, vor und nach der Reise. Plaudereien und kleine Geschichten, Berlin 1999, S. 7–15
Fontane, Theodor: Die Poggenpuhls, Stuttgart, 2012
Frank, Johann Peter: System einer vollständigen medicinischen Polizey, 3. Band, Mannheim, 1783
Frank, Johann Peter: System einer vollständigen medicinischen Polizey, 4. Band, Mannheim, 1788
Gelcich, Eugen: Die Insel Lussin mit den beiden Städten Lussingrande und Lussinpiccolo, Wien, 1888
Geraths, Franz: Christian Morgenstern, sein Leben und sein Werk, Dissertation LMU München, München, 1926
Gleason, R[achel]. B.: Talks to My Patients; Hints on Getting Well and Keeping Well, New York, 1882
Gleich, [Lorenz]: Nur kein Wasser! Beiträge zur Begründung der Wasserheillehre in einer Sammlung von Aufsätzen von Dr. Gleich, Wasserarzt in München, Augsburg, 1847
Glott, Josef: Die Bedeutung der Duxer Riesenquellen-Therme für die Vorgeschichtsforschung, in: Ernstberger, Anton (Hg.): Heimat und Volk. Forschungsbeiträge zur sudetendeutschen Geschichte, Brünn u. a., 1937, S. 37–56
Goethe, Johann Wolfgang von: Goethe's sämmtliche Werke, zweiter Band, Paris, 1836
Goethe, Johann Wolfgang von: Gedichte von Goethe, Berlin, 1871
Goethe, Johann Wolfgang von: Faust. Der Tragödie zweiter Teil, Stuttgart, 1986
Gottsched, Johann Christoph: Gedichte, darinn sowohl seine neuesten, als viele bisher ungedruckte Stücke enthalten sind, 2. Teil, Leipzig, 1751
Grillparzer, Franz: Gedichte, Stuttgart, 1872
Grimmelshausen, Hans Jakob Christoffel von: Der Abenteuerliche Simplicissimus, Husum, 2011
Guarinoni, Hippolyt: Die Grewel der Verwüstung Menschlichen Geschlechts, Ingolstatt, 1610

Gutsmuths, [Johann]: Gymnastik für die Jugend, enthaltend eine praktische Anweisung zu Leibesübungen, Schnepfenthal, 1793

GutsMuths, J[ohann].: Kleines Lehrbuch der Schwimmkunst zum Selbstunterrichte, enthaltend eine vollständige praktische Anweisung zu allen Arten des Schwimmens nach den Grundsätzen der neuen Italienischen Schule des Bernardi und der älteren Deutschen, Weimar, 1798

György, Ladislaus, et al.: Geschichte der Siedlungswasserwirtschaft. 100 Jahre II. Wiener Hochquellenleitung, Wien, 2010

Hahn, Johann: Unterricht von Krafft und Würckung des frischen Wassers in die Leiber der Menschen besonders der Krancken bey dessen innerlichen und äusserlichen Gebrauch, Welchen aus deutlichen durch die Erfahrung bestätigen Vernufft-Gründen ertheilet Johann Siegemund Hahn, Phil. & Medic. Doctor und Practicus in Schweidnitz, Breßlau u. a., 1754

Hahn, Michael: Der Bezirk Sechshaus, Wien, 1853

Hähner-Rombach, Sylvelyn: Einführung, in: Hähner-Rombach, Sylvelyn: »Ohne Wasser ist kein Heil«. Medizinische und kulturelle Aspekte der Nutzung von Wasser, Stuttgart, 2005, S. 7–12

Hainschek, Beate: Ans Meer! Al mare! Na morje!, Masterarbeit, Graz, 2011, https://unipub.uni-graz.at/obvugrhs/download/pdf/212658?originalFilename=true [04.11.2023]

Hall, Marshall: Beobachtungen und Vorschläge aus dem Gebiete der praktischen Medicin, Leipzig, 1846

Hanslmann, Franz: Bad St. Wolfgang am Weichselbach in der Fusch, Wien, 1838

Head, Francis: Bubbles from the Brunnens of Nassau, Brüssel, 1834

Hedinger, Bärbel (Hg.): Die Künstlerpostkarte. Von den Anfängen bis zur Gegenwart, München, 1992

Heindl, Gottfried: Ein »weites Land« oder das Bad in der Literatur, in: Canz, Sigrid: Große Welt reist ins Bad, München, 1980, S. 33–35

Heine, Heinrich: Heinrich Heine's sämmtliche Werke, 7. Band, 3. Teil, Elementargeister und Dämonen, Hamburg, 1861

Held-Ritt, Ernst von, et al.: Prißnitz auf Gräfenberg oder treue Darstellung seines Heilverfahrens mit kaltem Wasser, Würzburg, 1988

Helfreich, Georg: Der arme Richard, oder die Kunst, reich zu werden. Nach der französischen Ausgabe der Werke Benjamin Franklin's, mit vorausgeschickter kurzer Biographie desselben, Erlangen, 1852

Herbeck, Wolfgang Ritter von: Quellen und Umgebung von Kaltenleutgeben. Quellen, in: o. V.: Kaltenleutgeben und die Wasserheilanstalt des Prof. Dr. Wilh. Winternitz, 2. Auflage, Wien, 1890, S. 38–40

Herbig, FA: Reichard's Passagier auf der Reise in Deutschland und der Schweiz nach Amsterdam, Brüssel, Kopenhagen, London, Mailand, Paris, St. Petersburg, Pesth, Stockholm, Venedig und Warschau. Mit besonderer Berücksichtigung der vorzüglichsten Badeörter und Gebirgsreisen, der Donau- und Rheinfahrt, 2 Teile, Berlin, 1846

Herrmann, Emanuel: Miniaturbilder aus dem Gebiete der Wirthschaft, Halle, 1877

Herzog, Mirko, et al.: Die Anfänge des modernen Kommunikations- und Medienwesens, in:

Rumpler, Helmut, et al.: Die Habsburgermonarchie 1848–1918, Band IX, Soziale Strukturen, Wien, 2010, S. 109–157

Hickel, Gerhard: Zur Kur im alten Österreich, München, 1999

Hille, Horst: Postkarte genügt. Ein kulturhistorischer-philatelistischer Streifzug, Leipzig u. a., 1988

Hoferichter, Ernst: Der Kampf mit den Ansichtskarten, in: Simplicissimus, Heft 34, 28. August 1938, S. 406–407

Hoffmann, Albrecht: Vorwort, in: Frontinus-Gesellschaft (Hg.): Die Wasserversorgung in der Renaissancezeit, Mainz, 2000, S. 8

Hoffmann, Heinrich: Der Badeort Salzloch, Frankfurt, 1860

Hoffmann, Heinrich: Lebenserinnerungen, Frankfurt, 1985

Hoffmann von Fallersleben, August: Unpolitische Lieder, 2. Teil, Hamburg, 1841

Hohenheim, Theophrast von: Das Buch von den Nymphen, Sylphen, Pygmaeen, Salamandern und den übrigen Geistern, Marburg, 2003

Holzheid, Anett: Das Medium Postkarte. Eine sprachwissenschaftliche und mediengeschichtliche Studie, Berlin, 2011

Holzmann, Johann: Der Wasserfreund. Ein Buch für Kranke und Gesunde, Wien, 1805

Homer: Odyssee, Husum, 2014

Hönigsberg, Benedict Edler von: Wildbad Gastein im Jahre 1856, Wien, 1857

Hortenau, Julius von: Dreitausend Jahre Abbazia, Fiume, 1934

Hubatschke, Harald: Ferdinand Prantner (Pseyudonym Leo Wolfram) 1817–1871. Die Anfänge des politischen Romans sowie die Geschichte der Briefspionage und des geheimen Chiffredienstes in Österreich, Band 5, Dissertation, Wien, 1975

Hundt, Irina: Marie von Colomb (1808–1868). Das kalte Wasser. Schicksal einer Hydrotherapeutin, in: Hundt, Irina (Hg.): Vom Salon zur Barrikade. Frauen in der Heinezeit, Stuttgart u. a., 2002, S. 299–322

Ibsen, Henrik: Ein Volksfeind, Stuttgart, 2013

Jäger, Georg: Der Sortimentsbuchhandel, in: Jäger, Georg (Hg.): Geschichte des deutschen Buchhandels im 19. und 20. Jahrhundert, Band 1, Teil 3, Berlin u. a., 2010, S. 78–176

Jakovsky, Anatole: Wenn Du verreist, schick' mir eine Ansichtskarte, in: Lauterbach, Carl, et al.: Postkarten-Album ... auch eine Kulturgeschichte, Köln, 1961, S. k. A.

Jandl, Ernst: Peter und die Kuh, Poetische Werke 10, München, 1997

Jean Paul: Dr. Katzenbergers Badereise, Wiesbaden, 2013

Kalckhoff, F[ranz].: Die Erfindung der Postkarte und die Korrespondenz-Karten der Norddeutschen Bundespost, Leipzig, 1911

Keihl, Maximilian: Die Kaltwasser-Heilanstalt Kreutzen in Ober-Österreich, Linz, 1866

Kerr, Alfred: Wo liegt Berlin? Briefe aus der Reichshauptstadt 1895–1900, Berlin, 1997

Kiefer, Klaus: Mineralwässer. Der Beitrag deutscher Apotheker zur Erforschung von Mineralquellen und zur Herstellung künstlicher Mineralwasser, Eschborn, 1999

Klabund: Die Krankheit. Eine Erzählung, Berlin, 1917

Klein, Peter K.: »Jud, dir kuckt der Spitzbub aus dem Gesicht!« Traditionen antisemitischer Bildstereotypen oder die Physiognomie des ›Juden‹ als Konstrukt, in: Gold, Helmut, et al. (Hg.): Abgestempelt. Judenfeindliche Postkarten, Heidelberg, 1999, S. 43–78

Kneipp, Sebastian: Meine Wasser-Kur, durch mehr als 30 Jahre erprobt und geschrieben zur Heilung der Krankheiten und Erhaltung der Gesundheit, 17. Auflage, Kempten, 1890

König, Oliver: Nackheit. Soziale Normierung und Moral, Opladen, 1990

Kos, Wolfgang: Zwischen Amüsement und Therapie. Der Kurort als soziales Ensemble, in: Lachmayer, Herbert, et al. (Hg.): Das Bad. Eine Geschichte der Badekultur im 19. und 20. Jahrhundert, Salzburg u. a., 1991, S. 220–236

Krämer, Tanja: Kampf ums Wasser. Wissen was stimmt, Freiburg u. a., 2008

Kronoff, Frieda von: Lebensart. Ein Wegweiser des feinen Taktes für Haus und Welt, Reutlingen, o. J.

Křížek, Vladimír: Kulturgeschichte des Heilbades, Leipzig, 1990

Kundera, Milan: Abschiedswalzer, Frankfurt, 1980

Kunsti, Erich von: Verlorener Strand, Berlin u. a., 1938

Kurtz, Theodor: Ueber den Werth der Heilmethode mit kaltem Wasser und ihr Verhältniß zur Homöopathie und Allopathie, nebst Vergleichung der Verfahrungsart des Professor Oertels mit der des Vinzens Prießnitz, Leipzig, 1835

Kußmaul, Adolf: Über den kommissarischen Entwurf zur Revision der deutschen medizinischen Prüfungsordnung, Heidelberg, 1897

Lachmayer, Herbert, et al.: Inszeniertes Wohlbehagen – Funktion und Luxus des privaten Bades, in: Lachmayer, Herbert, et al. (Hg.): Das Bad. Eine Geschichte der Badekultur im 19. und 20. Jahrhundert, Salzburg u. a., 1991, S. 49–94

Langer, Leopold: Die Heilquellen des Thales Gleichenberg in der Steiermark, Gratz [sic!], 1836

Lauterbach, Carl, et al.: Postkarten-Album ... auch eine Kulturgeschichte, Köln, 1961

Laverrenz, Victor: Eine Winterfahrt nach Amerika, Berlin u. a., [1902]

Lebeck, Robert, et al.: Viele Grüße ... Eine Kulturgeschichte der Postkarte, Dortmund, 1988

Leinwather, Thomas: Die Geschichte des Vereines Ferienhort für Mittelschüler unter Berücksichtigung sozialer Aspekte 1888–1994, Diplomarbeit Universität Wien, 1995

Leitner, Helmut: Bedeutende Ärzte Wiens zur Zeit Kaiser Josephs II., in: Wyklicky, Helmut, et al. (Hg.): 200 Jahre Allgemeines Krankenhaus in Wien, Wien u. a., 1984, S. 47–60

Lersch, Bernhard: Geschichte der Balneologie, Hydroposie und Pegologie oder des Gebrauches des Wassers zu religiösen, diätetischen und medizinischen Zwecken, Würzburg, 1863

Lichtenberg, Georg: Schriften und Briefe, Band 3, Frankfurt u. a., 1994

Linhart, Sepp: »Niedliche Japaner« oder Gelbe Gefahr? Westliche Kriegspostkarten 1900–1945, Wien, 2005

Löschburg, Winfried: Von Reiselust und Reiseleid, Leipzig, 1982

Luca, Ignaz de: Wiens gegenwärtiger Zustand unter Josephs Regierung, Wien, 1787

Luipersbeck, Rudolf: Das Heilbad Bad Tatzmannsdorf. Entwicklung und Grundlagen, Pinkafeld, o. J.

Mann, Thomas: Der Zauberberg, Frankfurt, 2008

Marcuse, Julian: Hydrotherapie im Alterthum, Stuttgart, 1900

Marktl, Wolfgang, et al.: Wasser. Heilmittel – Lebenselixier – Informationsträger, Wien, 2007

Mark Twain: Wie man einen Schnupfen kuriert, in: Mark Twain: Skizzenbuch, Band III, Stuttgart, 1892, Kapitel 4

Mark Twain: At The Appetite-cure, in: Mark Twain: The Man That Corrupted Hadleyburg, and Other Stories, https://www.gutenberg.org/ebooks/3251 [05.11.2023]
Mark Twain: Tom Sawyer & Huckleberry Finn, Köln, 2011
Maupassant, Guy de: Mont-Oriol, Berlin, 2015
Mauthner, Ludwig Wilhelm von: Die Heilkräfte des kalten Wasserstrahles, Wien, 1837
Metcalfe, Richard: Life of Vincent Priessnitz, Founder of Hydropathy, London, 1898
Mittler, Max: Die Eroberung eines Kontinents. Der große Aufbruch in den amerikanischen Westen, Zürich, 1968
Moczarski, Josef Ritter von: Die Kaltwasser-Heilanstalt Kreuzen in Oesterreich ob der Enns, nebst einem Anhange: Die Burgen und Schlösser des unterem Mühlviertels, Linz, 1850
Modena, Emilio: Von der Geborgenheit, Verführung und Ernüchterung. Der psychoanalytische Blick, in: Lachmayer, Herbert, et al. (Hg.): Das Bad. Eine Geschichte der Badekultur im 19. und 20. Jahrhundert, Salzburg u. a., 1991, S. 19–27
Modersohn-Becker, Paula, et al.: Der Briefwechsel, Berlin, 2017
Molière: Die Liebe ein Arzt. Ein Lustspiel mit Tänzen. in: Molière. Bierling, Friedrich: Des Herrn Moliere sämmtliche Lustspiele. Nach einer freyen und sorgfältigen Uebersetzung. Zweyter Theil, Hamburg, 1752, S. 315–354
Molnár, Franz: Olympia. Spiel in 3 Akten, Wien u. a., 1929
Morgenstern, Christian (Habel, Reinhardt, Hg.): Gedichte in einem Band, Frankfurt u. a., 2003
Mugler, Josef: Das Unternehmen Brioni. Paul Kupelwieser und sein Inselprojekt, in: Rapp, Christian, et al. (Hg.): Österreichische Riviera. Wien entdeckt das Meer, [Wien], 2013, S. 136–147
Müller, Peter: Die Ringstraße auf alten Ansichtskarten, Wien, 1990
Münz, Sigmund: Eduard VII. in Marienbad. Politik und Geselligkeit in den böhmischen Weltbadeorten, Wien, 1934
Murken, Axel: Hier liegt mein Mann und läßt schön grüßen. Das Krankenhaus auf alten Postkarten, Münster, 1978
Nager, Frank: Der heilkundige Dichter. Goethe und die Medizin, Zürich u. a., 1990
Ober, K. Patrick: Mark Twain and Medicine. »Any Mummery Will Cure«, Columbia u. a., 2003
Oertel, [Eucharius]: Unterricht von der Heilkraft des frischen Wassers. Von Dr. Joh. Sigm. Hahn., Nürnberg, 1834
Oertel, [Eucharius]: Geschichte der Wasserheilkunde von Moses bis auf unsere Zeiten: zum Beweise, daß das frische Wasser ein Allheilmittel ist, Leipzig, 1835
Ohms, Hans: Die weiße Brücke. Eine Studie über den Brief, Göttingen, 1948
Österreichische Akademie der Wissenschaften: Österreichisches Biographisches Lexikon, 2004
Österreichische Gesellschaft vom Goldenen Kreuze: 100 Jahre Österreichische Gesellschaft vom Goldenen Kreuze, Innsbruck, [1993]
o. V.: Die Struve'schen Mineralwasser-Anstalten. Mit Portrait von Friedrich August Adolph Struve, den Ansichten der Trinkanstalten in Berlin, Dresden, Brighton, Cöln und Petersburg, und einer Ansicht des Laboratoriums in Dresden, Leipzig, 1853
o. V.[693]: Selbstbekenntnisse oder vierzig Jahre aus dem Leben eines oft genannten Arztes, 3. Band, Leipzig, 1855

o. V.: Kaltenleutgeben und die Wasserheilanstalt des Prof. Dr. Wilh. Winternitz, 2. Auflage, Wien, 1890 [1]

o. V.: Wasser-Heilanstalt in Judendorf-Strassengel bei Graz, Eigenverlag, 1893

o. V.: Das Erzherzogin-Maria-Theresia-Seehospiz der Stadt Wien in San Pelagio-Rovigno, Wien, 1910 [2]

o. V.: Heilstätte der Österreichischen Gesellschaft vom Roten Kreuze in Grimmenstein an der Aspangbahn. 1923–1933, o. J. [1933]

o. V.: Post aus Hamburg, Hamburg, 2014

Paracelsus: Baderbüchlin: sechs köstliche Tractat, Mülhausen, 1562

Paracelsus: Von dem Bad Pfeffers. Gelegen in ober Schweitz / von seinen tugenten / krefften / und wirckung / ursprung und herkommen. Regiment und ordinantz, Straßburg, 1571

Pfintzing, Melchior: Die geuerlicheiten und einsteils der geschichten des loblichen streytparen und hochberümten helds und Ritters Tewrdannckhs, Nürnberg, 1517

Popp, Ernst, et al.: 100 Jahre Generaldirektion für die Post- und Telegraphenverwaltung, Wien, [1966]

Praschinger, Andrea: Einrichtungen zur Betreuung und Behandlung von Kranken und Verwundeten bei den Griechen und Römern, Diplomarbeit Universität Wien, 2003

Pustejovsky, Otfrid: Politik und Badeleben, in: Canz, Sigrid: Große Welt reist ins Bad, München, 1980, S. 18–23

Putzer, [Julius]: Priessnitz und Schroth. Ein Wort zur Verständigung über Wasserheilkunde, Magdeburg, 1852

Raabe, Wilhelm: Stopfkuchen, Stuttgart, 2006

[Rand, Waldron]: Don't: A Manual of Mistakes and Improprieties More or Less Prevalent in Conduct and Speech, New York, 1885

Rauscher, Josef: Sedlnizkys Polizeiorgane in Marienbad, in: Ernstberger, Anton (Hg.): Heimat und Volk. Forschungsbeiträge zur sudetendeutschen Geschichte, Brünn u. a., 1937, S. 479–502

Rausse, J.: Der Geist der Gräfenberger Wasserkur. Motto: ›Wasser thut's freilich!‹, Zeitz, 1839

Rhomberg, H[ans].: Hochzirl 2000. Die Geschichte und Entwicklung des Krankenhauses Hochzirl Anna-Dengel-Haus 1924–1999, [1999]

Ripper, Hans: Zur Steuer der Wahrheit. Offenes Sendschreiben an den hochwürdigen Herrn Pfarrer Seb. Kneipp in Wörishofen. (Zum 4. October 1893), Freiwaldau, 1893

Röd, Wolfgang: Der Weg der Philosophie. Von den Anfängen bis ins 20. Jahrhundert, 1. Band, München, 1994

Rosegger, Peter: Auf der Rudolfsbahn in der Herberg, in: Rosegger, P[eter].: Meine Ferien, Wien u. a., 1886, S. 95–102

Rosegger, Peter: Unser lieber Semmering, in: Landesverband für Fremdenverkehr in Niederösterreich: Festschrift zur Fünfzigjahrfeier der Semmeringbahn, Wien, 1904, S. 3–18

Rosegger, Peter: Als ich das erste Mal auf dem Dampfwagen saß, in: Rosegger, Peter: Als ich noch der Waldbauernbub war, Leipzig, 1906, S. 98–106

Rosegger, Peter: Gasteiner Stimmungen, in: Rosegger, Peter: Alpensommer, München, 1997, S. 110–114

Rosen, George: A History of Public Health, Baltimore u. a., 1993

Rousseau, Jean-Jacques: Émile oder Über die Erziehung, Köln, 2010

Rüsch, Gabriel: Anleitung zu dem richtigen Gebrauche der Bade- und Trinkcuren überhaupt, mit besonderer Betrachtung der schweizerischen Mineralwasser und Badeanstalten. Erster Theil. Ueber die Natur und den Gebrauch derselben überhaupt, Ebnat, 1825

Russell, Richard: A dissertation concerning the use of sea water in diseases of the glands, &c. to which is added an' epistolary dissertation to R. Frewin, M.D., Oxford, 1753

Saint-Exupéry, Antoine de: Wind, Sand und Sterne, Düsseldorf, 2016

Sakl-Oberthaler, Sylvia, et al.: Wasser in Wien. Von den Römern bis zur Neuzeit, Wien, 2009

Schacherl, Lillian: Mähren, München, 1998

Scheu, Fidelis: Ueber den zweckmäßigen Gebrauch der versendeten Mineralwasser Marienbads besonders aber des Kreuzbrunnens in den verschiedenartigsten chronischen Krankheiten der Menschen, Leipzig, 1828

Schmidt, Max.: Anleitung zum Gebrauche der Mineralwasser, Wien, 1818

Schnitzler, Arthur: Der einsame Weg, Berlin, 1904

Schnitzler, Arthur: Freiwild, in: Schnitzler, Arthur: Das dramatische Werk. In chronologischer Ordnung, Frankfurt, 1994, S. 181–254

Schnitzler, Arthur: Doktor Gräsler, Badearzt. Eine Erzählung, Berlin, 2017

Schönthan, Franz von, et al.: Der Raub der Sabinerinnen. Berlin, 1885

Schopenhauer, Johanna: Jugendleben und Wanderbilder, Band 1, Braunschweig, 1839

Schopf, Josef: Der Kurort Bad Kreuzen, Eigenverlag, 2009

Schrötter, Anton: Physische und chemische Beschaffenheit einiger Mineral-Quellen des Gleichenberger Thales, in: Langer, Leopold: Die Heilquellen des Thales Gleichenberg in der Steiermark, Gratz [sic!], 1836, S. 80–112

Schubert, Heinz: Karlsbad. Ein Weltbad im Spiegel der Zeit, München, 1980

Schüler, M[ax].: Der Curort Rohitsch-Sauerbrunn in Steiermark, Graz, 1877

Schweigger, Salomon: Ein newe Reyßbeschreibung auß Teutschland Nach Constantinopel und Jerusalem, Nürnberg, 1608

Seegen, Josef: Compendium der allgemeinen und speciellen Heilquellenlehre, Wien, 1857

Seledec, Wilhelm: Baden und Bäder in Wien, Wien, 1987

Selinger, [Engelbert]: Vincenz Prießnitz. Eine Lebensbeschreibung, Wien, 1852

Shakespeare, William (Regis, Gottlob, Übers.): Sonette, Leipzig, 2000

Smollett, Tobias: An essay on the external use of water. In a letter to Dr. **** with particular remarks upon the present method of using the mineral waters at Bath in Somersetshire, and a plan for rendering them more safe, agreeable, and efficacious, London, 1752; Reprint Ecco print editions, o. J.

Smollet, T[obias].: Reise durch Frankreich und Italien oder gesammelte Nachrichten von den Sitten und Gebräuchen, von der Religion und politischen Verfassung, von der Polizey und der Handlung, von den Künsten und Alterthümern dieser beyden Reiche, und insonderheit der Stadt und Gegend um Nizza, in Briefen abgefaßt, Leipzig, 1767

Smollett, Tobias: Humphry Clinkers Reise, Zürich, 1996

Spitta, Anna: Der Balneologe und Stoffwechselforscher Josef Seegen (1822–1904), Diplomarbeit, Wien, 2013

Spitzer, Daniel: Hereinspaziert ins alte Wien. Heiter-Satirisches aus der Donaumonarchie, Herrenalb, 1967

Starl, Timm: Bildbestimmung Postkarten, in: Starl, Timm, et al.: Identifizieren und Datieren von illustrierten Postkarten, Wien, 2014, S. 9–75

Starzengruber, Jos.: Die Jod-, Brom- und Lithionhältige Salzquelle zu Hall nächst Steyr in Oesterreich ob der Enns, Linz, 1843

Stettenheim, Julius: Der moderne Knigge. Leitfaden durch das Jahr und durch die Gesellschaft, Band II – Leitfaden durch den Sommer, Berlin, 1905

Stinde, Julius: Pienchens Brautfahrt. Eine Geschichte mit wenig Handlung und viel Beiwerk, Berlin, 1891

Suttner, Bertha von: Die Waffen nieder! Eine Lebensgeschichte, 1. u. 2. Band, Dresden u. a., 1892

Thackeray, William: Die Geschichte von Pendennis, Berlin, 1958

Theodorus, Jacobus: New Wasserschatz, Frankfurt, 1593

Thewes, Guy: Vom Badehaus zum Badezimmer – Die Körperhygiene der Luxenburger seit dem Mittelalter, in: Musée d'Histoire de la Ville de Luxembourg: ›Sei sauber ...!‹ Eine Geschichte der Hygiene und öffentlichen Gesundheitsvorsorge in Europa, Köln, 2004, S. 86–95

Tropper, Eva: Einführung, in: Starl, Timm, et al.: Identifizieren und Datieren von illustrierten Postkarten, Wien, 2014(a), S. 9–15

Tropper, Eva: Texte, Vordrucke, Schrift, in: Starl, Timm, et al.: Identifizieren und Datieren von illustrierten Postkarten, Wien, 2014(b), S. 125–167

Tschechow, Anton: Ariadna, in: Tschechow, Anton: Ariadna. Erzählungen 1892–1895, Düsseldorf u. a., 2004, S. 492–524

UNICEF et al.: Progress on Drinking Water and Sanitation, 2012 Update, 2012, https://iris.who.int/bitstream/handle/10665/44842/9789280646320_eng_full_text.pdf?sequence=2&isAllowed=y [05.11.2023]

Unterbeck, M.: Postkarten-Verse aus Oesterreich. 100 neue Original-Reime für Ansichts-Postkarten, Wien, o. J.

Vasko-Juhász, Désirée: Die Südbahn. Ihre Kurorte und Hotels, Wien u. a., 2006

Vasko-Juhász, Desirée: Komfort und Kapital. Die Südbahn und ihre Abbazia-Hotels, in: Rapp, Christian, et al. (Hg.): Österreichische Riviera. Wien entdeckt das Meer, [Wien], 2013, S. 66–75

Veredarius, O.: Das Buch von der Weltpost. Entwicklung und Wirken der Post und Telegraphie im Weltverkehr, Berlin, 1885

Vernaleken, Theodor: Deutsche Sprachrichtigkeiten und Spracherkenntnisse, Wien, 1900

Vivenot, Rudolph Edler von: Andeutungen über Gastein und dessen Anstalten zu Wildbad und Hofgastein, Wien, 1839

Vulliod, A.: Peter Rosegger. Sein Leben und seine Werke, Leipzig, 1913

Wagner, Manfred: Anton Bruckner. Sein Werk – sein Leben, Wien, 1995

Weidmann, Dieter: Postkarten von der Ansichtskarte bis zur Künstlerkarte, München u. a., 1996

Weinmann, Nikolaus: Der Schwimmer oder die Schwimmkunst, Berlin, o. J.; Nachdruck von Wynmann, Nicolaum: Colymbetes, sive de arte natandi dialogus, 1538

Weiss, Norbert: Hörgas. Das erste Jahrhundert, k. A., 2006
Wesley, John: Primitive physick: or, an easy and natural method of curing most diseases, London, 1761
Wick, Ludwig: Die Militär-Bade- und Trinkkuranstalten, Wien, 1903
Willoughby, Martin: Die Geschichte der Postkarte, Erlangen, 1992
Winternitz, Wilhelm: Kaltenleutgeben und meine Wasserheilanstalt, Wien, 1869
World Health Organization: Global report on drowning: preventing a leading killer, 2014, http://www.who.int/violence_injury_prevention/global_report_drowning/en/ [05.11.2023]
Zacher, Albert: Italia Incognita. Sommerfahrten eines römischen Journalisten, Frankfurt, 1912
Zappert, Georg: Über das Badewesen mittelalterlicher und späterer Zeit, Wien, 1858
Zeller, F.: Die Molkenkur in Verbindung der Mineral-Bronnenkur. Ein menschenfreundlicher Wink für Alle, denen daran gelegen ist, ihre Gesundheit zu erhalten und ihr Leben zu verlängern, Würzburg, 1826
Zeune, Joachim: Burgen. Symbole der Macht, Regensburg, 1996
Zobel, Rita: Die japanische Badekultur zwischen Reinigungsritual und Gemeinschaftsgefühl, in: Baier, Julia (Hg.): Sentō, Berlin, 2008, S. 68–69
Zweig, Stefan: Brennendes Geheimnis, Frankfurt, 2013

Periodika, Enzyklopädien

Allgemeines Intelligenzblatt, Beilage zur Wiener Zeitung, 22. Juni 1822, S. 1323
Amtsblatt zur Wiener Zeitung, 26. Juli 1850
Amtsblatt zur Wiener Zeitung, 7. Juni 1900
Arnold, Sabine: Baden und Badewesen im Mittelalter, in: Denkmalpflege in Baden-Württemberg 1/1996, S. 23-29
Badeverein: Wasserheil-Anstalten, in: Der Wasserfreund, 10/1840, S. 39–40
Beer, André-Michael, et al.: The History of Inpatient Care in German Departments Focussing on Natural Healing. In: Evidence-Based Complementary and Alternative Medicine, 2013, https://doi.org/10.1155/2013/521879 [06.11.2023]
Blätter für wissenschaftliche Balneologie, Beilage zur Wiener Medizinischen Wochenschrift, Nr. 7, 17. Februar 1855
Blätter für wissenschaftliche Balneologie, Beilage zur Wiener Medizinischen Wochenschrift, Nr. 21, 26. Mai 1855
Breuning, Gerhard von: Ueber künstliche Heilbäder, in: Wiener Medizinische Wochenschrift, Nr. 15, 11. April 1857, S. 253–255
Brioni Insel-Zeitung, 6. Februar 1910
Brioni Insel-Zeitung, 24. September 1911
Bruns [k. A.]: Staatssekretär Dr. Heinrich von Stephan, in: Deutscher Hausschatz in Wort und Bild, Nr. 32, 23. Jahrgang, von Oktober 1896 bis Oktober 1897, S. 595–597
Burton, Richard: Three months at Abbazia, in: Vienna Weekly News, 1888
Damm, Oskar: Ueber das Sammeln von Ansichtskarten, in: Taschenbuch für Ansichtskarten-Sammler und Liebigbilder-Interessenten 1898, 1897, S. 24–27

Die Fackel, Nr. 76, Anfang Mai 1901, S. 12–14

Diekmannshenke, Hajo: »und meld' dich mal wieder!« Kommunizieren mittels Postkarte, in: Osnabrücker Beiträge zur Sprachtheorie, 2002, S. 93–124

Die Presse, 21. Oktober 1853

Drobny, Franz: Die bauliche Entwicklung des Kurortes Karlsbad, in: Festschrift. Herausgegeben anlässlich des 50 jährigen Bestandes des Karlsbader Badeblattes, Karlsbad, Mai 1910, S. 13–15

Emmel, Johann: Kaltbad-Anstalt, in: Allgemeines Intelligenzblatt zur Oesterreichisch-Kaiserlichen privilegierten Wiener Zeitung, 19. März 1840, S. 486

E.Z.: Unsere Einrichtungen. Ein neues Genesungsheim für Eisenbahner, in: Soziale Sicherheit, Dezember 1963, Heft 12, S. 544

Ferro, D.: Nachricht, in: Wiener Zeitung, 26. Mai 1781 [2], Nachricht, S. k. A.

Fritsche, Anton: Das Postwesen und seine Entwicklung in Karlsbad, in: Festschrift. Herausgegeben anlässlich des 50jährigen Bestandes des Karlsbader Badeblattes, Karlsbad, Mai 1910, S. 96–98

Fischel, Karl: Die Tuberkulosebekämpfung in Österreich nach dem Kriege, in: Wiener Medizinische Wochenschrift, 1916, S. 792–798

Fischinger, Aleš, et al.: Hydortherapeutic Institutions in the Austro-Hungarian Health Resort Abbazia/Opatija Owned by the South Railways Company, in: Acta medico-historica Adriatica, 2015, S. 415–426

Fitch, George: Upon the threatened extinction of the art of letter writing, in: The American Magazine, No. 2, June 1910, S. 172–175

Frank, Johann Peter: Akademische Rede vom Volkselend als der Mutter der Krankheiten (Pavia 1790), in: Lesky, Erna: Sudhoffs Klassiker der Medizin, Band 34, Leipzig, 1960

Frank, Johann Peter: Seine Selbstbiographie, in: Ackerknecht, Erwin, et al. (Hg.): Hubers Klassiker der Medizin und der Naturwissenschaften, 12. Band, Bern, 1969

Frech, Hanspeter: Entwicklungsgeschichte bebilderter Postkarten, in: Michel-Rundschau, 10/1994, S. 764–776

Ganster, Ingrid: Tröpferlbad – Schwimmbad – Wellnessoase. Badebetrieb in Wien im Wandel der Zeit, in: Ausstellungskataloge, Heft 75, Wiener Stadt- und Landesarchiv, Wien, 2007

Gatterer, Joachim: Die amtlichen Feldpoststempel der k. u. k. Feldpost 1914 bis 1918, in: Die Briefmarke, 6/2010, S. 20–23

Haeberlin, C[arl].: Der Kurarzt als Erzieher, in: Der Balneologe, 1934, S. 433–437

Harrington, John: Postal carditis and some allied manias, in: American Illustrated Magazine, Nr. 5, März 1906, S. 562–567

Heinrich, A.: Handels- und Gewerbe-Adressbuch für die k. k. Reichshaupt- und Residenzstadt Wien und die angrenzenden Ortschaften, mit alphabetisch-geordnetem Namens-Register, 20. Jahrgang, 1863, Wien

H[errmann]., E[manuel].: Gewerbe- und Industrie-Zeitung. Ueber eine neue Art der Correspondenz mittelst der Post, in: Neue Freie Presse, 26. Jänner 1869, S. k. A.

Hesse, Jan-Otmar: Heinrich von Stephan (1831–1897) – Unternehmer im Dienst der Staatsverwaltung, in: Post- und Telekommunikationsgeschichte, Heft 1/1997, S. 10–20

Krapf, Reto: Warum Tuberkulosebehandlungen in Sanatorien (wahrscheinlich) wirksam waren, in: Schweizerisches Medizin-Forum, 2006, S. 641

Kreuzer, Bernd: Tourismus ohne Kaiser: Das Salzkammergut und die oberösterreichischen Kurorte zwischen den Weltkriegen, in: Oberösterreich 1918–1938, Band II, Linz, 2015

Lagler, Herta: Anton Schrötter, Ritter von Kristelli, in: Blätter für Technikgeschichte, 1967, S. 1–140

Langer, Cl[emens].: 50 Jahre Lungenheilstätte Baumgartner Höhe (1923–1973). Von der Heilstätte zum Lungenkrankenhaus, in: Wiener Medizinische Wochenschrift, 1973, S. 757–761

Lesky, Erna: Vom Morbus Viennensis und seiner Bekämpfung, in: Österreichische Ärztezeitung, 1968, 17, S. k. A.

Lesky, Erna: Balneologische Forschung im europäischen Ausland. Bad Hall (Oberösterreich). Von der empirischen zur wissenschaftlichen Balneotherapie, in: Zeitschrift für angewandte Bäder- und Klimaheilkunde, Nr. 4, 1977, S. 323–329

Linke, Arnold: Ansichten und Karten gleich Ansichtskarten. Ergänzendes zur Frühgeschichte der Ansichtspostkarten, in: Taschenbuch für Ansichtskarten-Sammler und Liebigbilder-Interessenten, 1898, S. 60–70

Löbl, Emil: Feuilleton. Ansichtskarte und Pornographie, in: Wiener Abendblatt, Beilage zur Wiener Zeitung, 8. Februar 1906, S. 1–3

Lorenz, Reinhold: Bäderkultur und Kulturgeschichte. Forschungen über den Sozialcharakter der österreichischen Heilquellenorte, in: Archiv für österreichische Geschichte, 1949, 117. Band, 2. Hälfte, S. 199–306

Ludwig, K.: Die Karlsbader Mineralwasser-Versendung, in: Festschrift. Herausgegeben anlässlich des 50jährigen Bestandes des Karlsbader Badeblattes, Karlsbad, Mai 1910, S. 38–42

McCarthy, O.R.: The key to the sanatoria, in: Journal of the Royal Society of Medicine, 2001, S. 413–417

Mekonnen, Mesfin M., et al.: Four billion people facing severe water scarcity, in: Science Advances, 2016, Nr. 2, 12. Februar 2016

Morscher, Edgar: Philosophische Dimensionen von Wasser: Von der Metaphysik des Wassers zur Ethik des Gewässerschutzes, in: Umwelt. Schriftenreihe für Ökologie und Ethologie, 2002, Bd. 29, S. 38–65

Mosenthal, [Samuel Ritter von]: Der Hochquell, in: Neue Freie Presse, 25. Oktober 1873, S. 4

Neue Freie Presse, 1. Mai 1867, Beilage

Neue Freie Presse, 30. November 1900

Neues Wiener Tagblatt, 27. April 1913, S. 9–15

Öchsner-Pischel, Monika: Erfinder der Freiluftliegekur – Peter Dettweiler und die Lungenheilanstalt in Falkenstein im Taunus. Eine Würdigung zum 101. Todesjahr, in: Pneumologie, 2005, S. 349–353

Oertel, [Eucharius]: [kein Titel], in: Die allerneuesten Wasserkuren, 25. Heft, Nürnberg, 1839

Oppolzer, [Johann von], et al.: Verein für Heilquellenkunde in Österreich, in: Wochenblatt der Zeitschrift der kaiserl. königl. Gesellschaft der Aerzte zu Wien, 10. März 1856, S. 176–178

o. V.: Vincenz Priessnitz, in: Wiener Medizinische Wochenschrift, 36/1851, S. 583–586

o. V.: Feuilleton der »Debatte«. Die Faschingsliedertafel des Wiener Männergesangs-Vereines, in: Die Debatte, 17. Februar 1867, S. 1

o. V.: Des Postexpedienten Verzweiflung über die »Correspondenzkarte«, in: Kladderadatsch, 26. Juni 1870, Nr. 29 u. 30, S. 114 [1]

o. V.: Aus Wilhelmshöhe, in: Neue Freie Presse, 29. September 1870, S. 9 [2]

o. V.: Statistik des österreichischen Postwesens im Jahre 1874, in: Bozner Zeitung, 7. Jänner, 1876, S. k. A.

o. V.: [The contributors' club], in: The Atlantic Monthly, April 1877, S. 487

o. V.: Open-air treatment of phthisis, in: The British Medical Journal, 16. November 1889, S. 1108

o. V.: Wiener Tagesbericht. Liedertafel des Wiener Männergesang-Vereins, in: Die Presse, 3. Juli 1890 [2], S. 10

o. V.: Die Ansichtspostkarte, in: Deutscher Hausschatz in Wort und Bild, Nr. 6, 24. Jahrgang, von Oktober 1897 bis Oktober 1898 [1], S. 102–103

o. V.: Das silberne Jubiläum der Ansichtspostkarte? in: Deutscher Hausschatz in Wort und Bild, Nr. 12, 24. Jahrgang, von Oktober 1897 bis Oktober 1898 [2], S. 214–215

o. V.: Miscellen [Die staatsgefährliche Ansichtskarte], in: Oesterreichisch-ungarische Buchhändler-Correspondenz, Nr. 18, 3. Mai 1899 [2], S. 214–215

o. V.: Kleine Chronik. Ausstellung illustrirter Postkarten, in: Neue Freie Presse, 21. Mai 1898, S. 4-5

o. V.: Tagesneuigkeiten. Ein Dieb als Ansichtskartenliebhaber, in: Arbeiter-Zeitung, 4. März 1899, S. 6

o. V.: The picture post-cards, in: The Referee, 1. Juli, 1900 [1], S. 9

o. V.: Aus aller Welt. Ansichtkarten-Lotterie, in: Innsbrucker Nachrichten, 16. Juli 1900 [2], S. 4

o. V.: Vom Hochschneeberg-Hotel zum Kaiserbrunnen Wasserschloss, in: Fremden-Zeitung, 8. Juni 1901, S. 3–4

o. V.: [Eine Ansichtskarte], in: Die Fackel, Nr. 114, Ende August 1902, S. 12–13

o. V.: Eröffnung der ersten Volksheilstätte für Tuberkulose, in: Grazer Tagblatt, 29. Mai 1906 [2], S. 2–3

o. V.: Ein Tagebuch. Am 1. Mai, in: Heimgarten, Juli, 1906, S. 777–778

o. V.: Nachklänge und Fasching. Die Sekundärbahn im Faschingszug, in: Das interessante Blatt, 24. Februar 1910 [1], S. 2

Passchier, Cornelis, et al.: A high-resolution palaeoenvironmental record from carbonate deposits in the Roman aqueduct of Patara, SW Turkey, from the time of Nero, in: Scientific Reports, 2016, Article number 28704 (2016)

Pfeiffer, Theodor: Die steirische Tuberkulose-Heilstätte, in: Wiener Klinische Wochenschrift, 1906, S. 1350–1352

Pick, Carl: Artikel II, in: Strasser, A., et al.: Fortschritte der Hydrotherapie. Festschrift zum vierzigjährigem Doctorjubiläum des Prof. Dr. Wilhelm Winternitz, Wien und Leipzig, 1897, S. 8–26

Price, Robin: Hydropathy in England 1840–70, in: Medical History, 1981, S. 269–280

Ralph, Julian: The postal-card craze, in: The Cosmopolitan, Nr. 4, Februar 1902, S. 421–426

Rittig v. Flammenstern, A.: Die k. k. Militär-Schwimm-Anstalt im Prater, in: Vaterländische Blätter für den österreichischen Kaiserstaat, 4. August 1813 [1], S. 371–372

Rittig v. Flammenstern, A.: Die k. k. Militär-Schwimm-Anstalt im Prater, in: Vaterländische Blätter für den österreichischen Kaiserstaat, 7. August 1813 [2], S. 373–374

Rogal, Samuel J.: Pills for the Poor: John Wesley's *Primitive Physick,* in: The Yale Journal of Biology and Medicine, 1978, S. 81–90

Rohde, Jürgen: Professor Wilhelm Winternitz – wichtigster Begründer der modernen wissenschaftlichen Hydrotherapie, in: Erfahrungsheilkunde, 2010, S. 150–154

Rosegger, Peter: Von der Heilanstalt in Hörgas, in: Heimgarten, September 1907, S. 915–920

Rosegger, Peter: Lieserl, in: Heimgarten, März 1908, S. 474–477

Rothschuh, Karl E.: Das Verhältnis von »Schulmedizin« und »Naturheilkunde« in historischer Sicht, in: Deutsches Ärzteblatt, 1984, Heft 3, S. 122–125

Sakula, Alex: Doctor Brighton: Richard Russell and the sea water cure, in: Journal of Medical Biography, 1995, S. 30–33

Salzburger Chronik, 26. Februar 1926, Tagesneuigkeiten, S. 4

Schantl, Alexandra: [Einleitung], in: Niederösterreichisches Landesmuseum: H₂O, [2002], S. 3–7

Scheerbart, Paul: Herr Kammerdiener Kneetschke, in: Der Sturm, April 1913, Nr. 156/157, S. 10–14

Schlapper [k. A.].: Hermann Brehmer und sein Werk, in: Beiträge zur Klinik der Tuberkulose und spezifischen Tuberkulose-Forschung, 64. Band, Berlin, 1926, S. 193–198

Schweingel, Georg: Diese Ansichtskarten!, in: Zeitschrift für Ansichtskarten-Sammler und -Händler, 1. August 1899, S. 635–636

Shorter, Edward: ›Private clinics in Central Europe‹ 1850–1933, in: Social History of Medicine, 3/1990, S. 159–195

Skopec, Manfred: Vinzenz Prießnitz und die Wiener Schulmedizin, in: Wiener Klinische Wochenschrift, 1991, S. 506–508

Skopec, Manfred: 100 Jahre Heilanstalt Alland: Von der Lungenheilstätte zum modernen Rehabilitationszentrum, in: Das österreichische Gesundheitswesen ÖKZ, 1998, Nr. 4, S. 60–62

Sorgo, Josef: Zum 100. Geburtstag Leopold v. Schrötters, in: Wiener Medizinische Wochenschrift, 1937, S. 146–149.

Vaterländische Blätter, 3. Juni 1818

Widmann, Martin: Krise und Untergang der Badstube, in: Gesnerus, 1999, S. 220–240

Wiener Zeitung, 25. September 1869, S. 988

Beilage zur Wiener Zeitung (Wiener Abendpost), 3. Februar 1870, S. 102

Wiener Zeitung, 25. Juli 1781, Bekanntmachung vom 11. Juli 1781, S. k. A.

Wiener Zeitung, 14. September 1799, Bekanntmachung vom 6. August 1799, S. 3099

Wiener Zeitung, 10. August 1832, Wien, den 9. August, S. 735

Winternitz, Wilhelm: Die erste Klinik für Hydrotherapie, in: Separatabdruck Blätter für klinische Hydrotherapie und verwandte Heilmethoden, Nr. 11, 1893, S. 1–6

Winternitz, Wilhelm: Vierzig Jahre Hydrotherapie, in: Sonderabdruck Zeitschrift für diätetische und physikalische Therapie, Band I, Heft 1, 1898, S. 1–16

Winternitz, W[ilhelm].: Die Entwicklung der Hydrotherapie an der Schule, in: Wiener Medizinische Wochenschrift, 1907, S. 2457–2460

Winterstein, Stefan: Die Gewöhnung einer Stadt ans Baden, in: Wiener Geschichtsblätter, Heft 4, 2005, S. 1–14

World Heritage: Aflaj. Traditional subterranean irrigation systems of Oman, in: World Heritage, No. 60, June 2011, Special Issue: World Heritage in the Gulf countries, S. 46–53, https://whc.unesco.org/en/review/60/ [19.11.2023]

Wyklicky, Helmut: Zur Geschichte der Hydrotherapie, in: Österreichische Ärztezeitung, 1971, S. 1557–1563

Gesetzestexte

Reichs-Gesetz-Blatt für das Kaiserthum Oesterreich, XXX. Stück, ausgegeben und versendet am 1. November 1865

108. Gesetz vom 2. Oktober 1865, über die gebührenfreie Benützung der k. k. Postanstalt (Portofreiheit)

124. Kaiserliche Verordnung vom 21. November 1865, wegen Ermäßigung des Briefporto für den internen Verkehr

Reichs-Gesetz-Blatt für das Kaiserthum Oesterreich, XXXIV. Stück, ausgegeben und versendet am 28. November 1865

148. Verordnung des Handelsministeriums vom 22. September 1869, betreffend die Einführung von Correspondenzkarten im internen Verkehre

Reichsgesetzblatt für das Kaiserthum Oesterreich, LXII. Stück, ausgegeben und versendet am 25. September 1869

68. Gesetz vom 30. April 1870, betreffend die Organisation des öffentlichen Sanitätsdienstes

Reichsgesetzblatt für die im Reichsrathe vertretenen Königreiche und Länder, XXV. Stück, ausgegeben und versendet am 12. Mai 1870

88. Vertrag vom 9. Oktober 1874, betreffend die Gründung eines allgemeinen Postvereines, geschlossen zwischen Deutschland, Oesterreich-Ungarn, Belgien, Dänemark, Egypten, Spanien, den Vereinigten Staaten von Amerika, Frankreich, Großbritannien, Griechenland, Italien, Luxemburg, Norwegen, den Niederlanden, Portugal, Rumänien, Rußland, Serbien, Schweden, der Schweiz und der Türkei

Reichsgesetzblatt für die im Reichsrathe vertretenen Königreiche und Länder, XXXI. Stück, ausgegeben und versendet am 19. Juni 1875

157. Verordnung des Handelsministeriums vom 14. September 1884 betreffend die Einführung portofreier Correspondenzkarten im österreichisch-ungarischen Postverkehre

Reichsgesetzblatt für die im Reichsrathe vertretenen Königreiche und Länder, LI. Stück, ausgegeben und versendet am 1. Oktober 1884

60. Gesetz vom 8. September 1902 womit grundsätzliche Bestimmungen für die Regelung des Curortewesens, sowie der Einhebung von Musik- und Verschönerungstaxen in Niederösterreich getroffen werden

Landes-Gesetz- und Verordnungsblatt für das Erzherzogthum Österreich unter der Enns, Jahrgang 1902, ausgegeben und versendet am 2. Oktober 1902

Bundesgesetz vom 21. März 1930 über die grundsätzliche Regelung des Heilquellen- und Kurortewesens (Heilquellen- und Kurortegesetz)
Bundesgesetzblatt für die Republik Österreich, Jahrgang 1930, ausgegeben am 31. März 1930, 26. Stück
1. Bundesgesetz vom 18. Dezember 1956 über Krankenanstalten (Krankenanstaltengesetz – KAG)
Bundesgesetzblatt für die Republik Österreich, Jahrgang 1957, ausgegeben am 7. Jänner 1957, 1. Stück
272. Bundesgesetz vom 2. Dezember 1958 über natürliche Heilvorkommen und Kurorte
Bundesgesetzblatt für die Republik Österreich, Jahrgang 1958, ausgegeben am 16. Dezember 1958, 75. Stück
185. Bundesgesetz vom 2. März 1983 über die Herstellung und das Inverkehrbringen von Arzneimitteln (Arzneimittelgesetz)
Bundesgesetzblatt für die Republik Österreich, Jahrgang 1983, ausgegeben am 25. März 1983, 77. Stück
Bundesgesetzblatt für die Republik Österreich, Jahrgang 1999, ausgegeben am 9. September 1999, Teil II
65. Bundesgesetz: Verwaltungsreform 2001, Artikel 21: Änderung des Krankenanstaltengesetzes
Bundesgesetzblatt für die Republik Österreich, Jahrgang 2002, ausgegeben am 19. April 2002, Teil I
309. Verordnung der Bundesministerien für Frauenangelegenheiten und Verbraucherschutz über natürliche Mineralwässer und Quellwässer (Mineralwasser- und Quellwasserverordnung), zuletzt geändert mit den BGBl. II Nr. 500/2004

Briefe

Bruckner, Anton: 19. Juni 1867 aus Bad Kreuzen, Teilnachlass Rudolf Weinwurm, Wienbibliothek im Rathaus
Bruckner, Anton: 21. Juli 1867 aus Bad Kreuzen, Teilnachlass Rudolf Weinwurm, Wienbibliothek im Rathaus

Online-Quellen

https://www.wien.gv.at/wienwasser/versorgung/brunnen.html [19.11.2023]
http://abtei.kloster-ettal.de/orden-spiritualitaet/die-regel-benedikts/ [19.11.2023]
https://www.post.at/p/c/kartenstudio [19.11.2023]
http://www.johannisbrunnen.at/ [19.11.2023]
https://www.juvina.at/de/familienunternehmen/philosophie-geschichte/ [19.11.2023]
https://woerterbuchnetz.de/?sigle=Meyers&lemid=A00001 [19.11.2023], Meyers Großes

Konversationslexikon. Ein Nachschlagewerk des allgemeinen Wissens. Sechste, gänzlich neubearbeitete und vermehrte Auflage, Leipzig und Wien, 1905–1909
https://akon.onb.ac.at/ [19.11.2023]

Elektronische Ressource

Herloßsohn, Carl: Damen Conversations Lexikon, 1834–1838, Berlin, 2005

Die Postkarten

Bei der Auswahl der abgedruckten Postkarten ging es darum, Beispiele aus den einzelnen Strömungen und Entwicklungsschritten bei den Ansichtspostkarten sowie den Institutionen auszuwählen. Es finden sich Anstalten unterschiedlicher Träger (privat, klerikal, öffentlich, Versicherungsträger, Militär), Bauformen (Privathaus, Burg, Hochbau), Lagen (in der Stadt, in den Bergen), Funktionen (allgemein, Unfall, Erholung) und Bestehenszeit (alteingesessen, Neugründung).

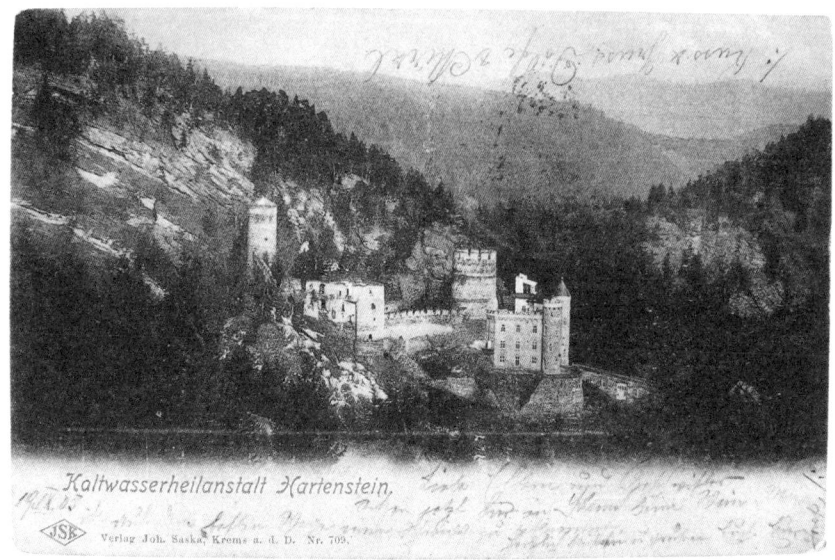

Kaltwasserheilanstalt Hartenstein, Albrechtsberg

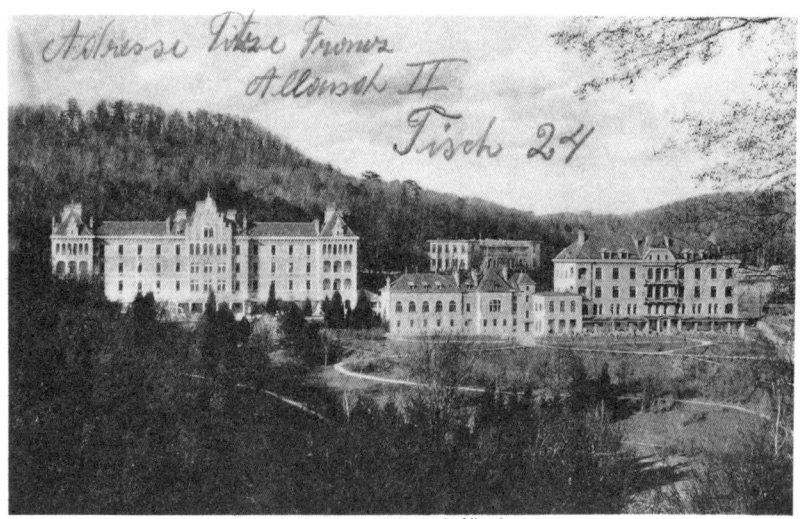

Heilanstalt Alland

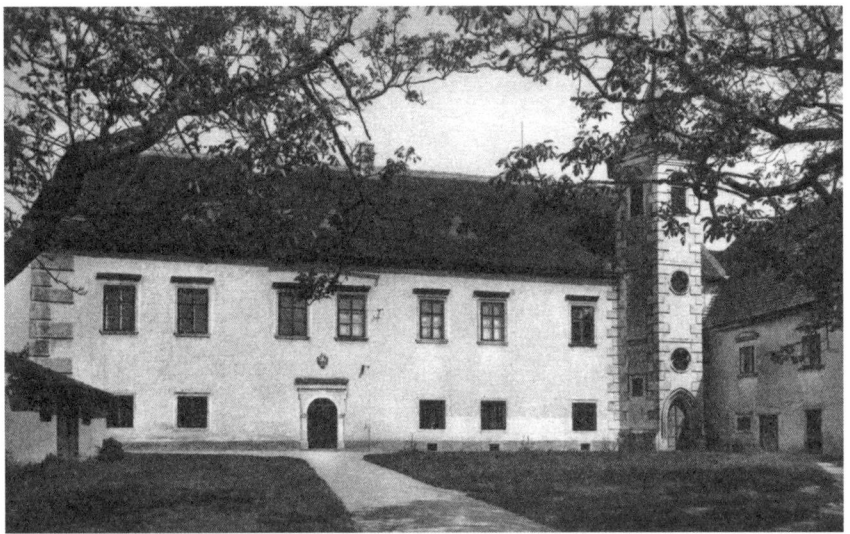

Erholungsheim Schloss Atzenbrugg

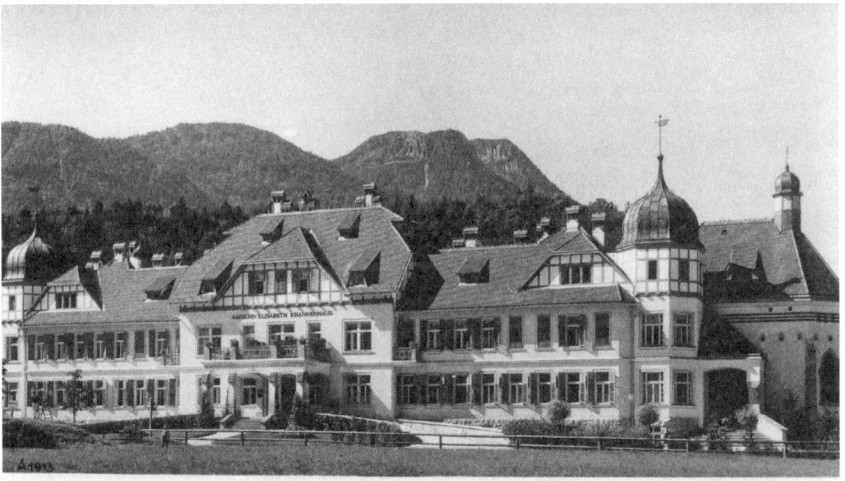

Allgemeines Krankenhaus Bad Ischl

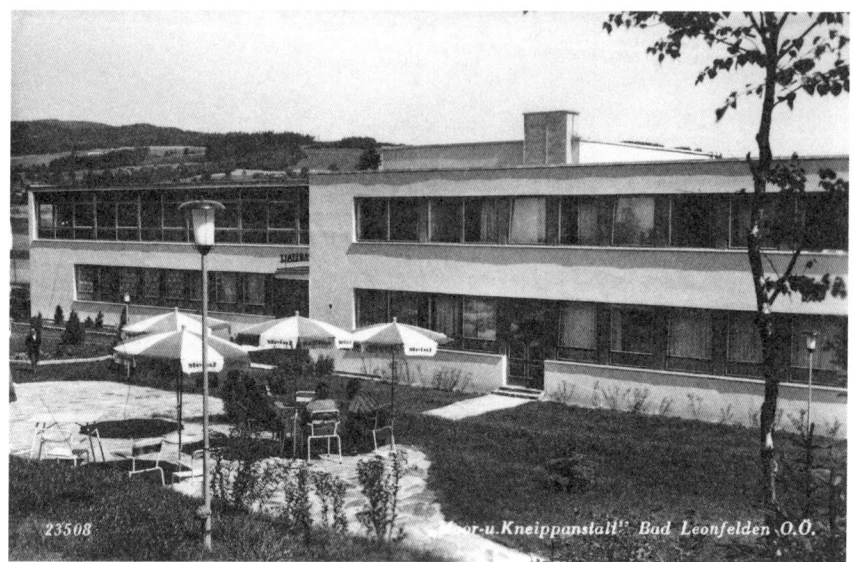

Moor- u. Kneipp-Anstalt Bad Leonfelden

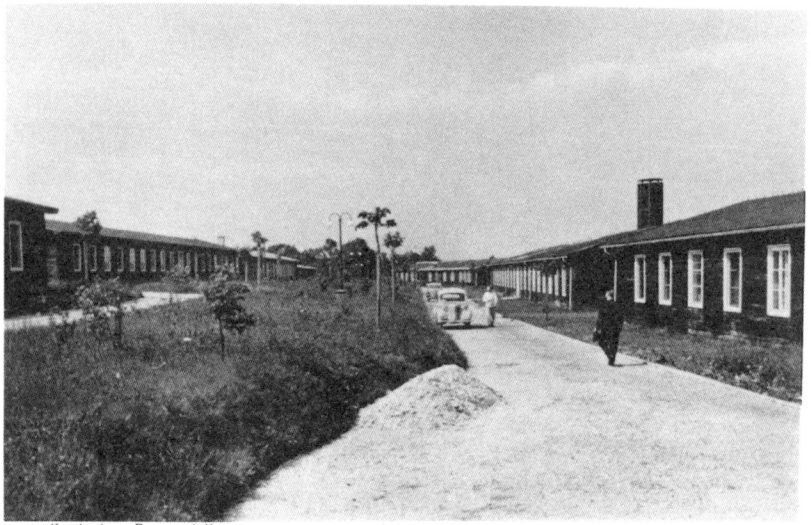

Krankenhaus Berg

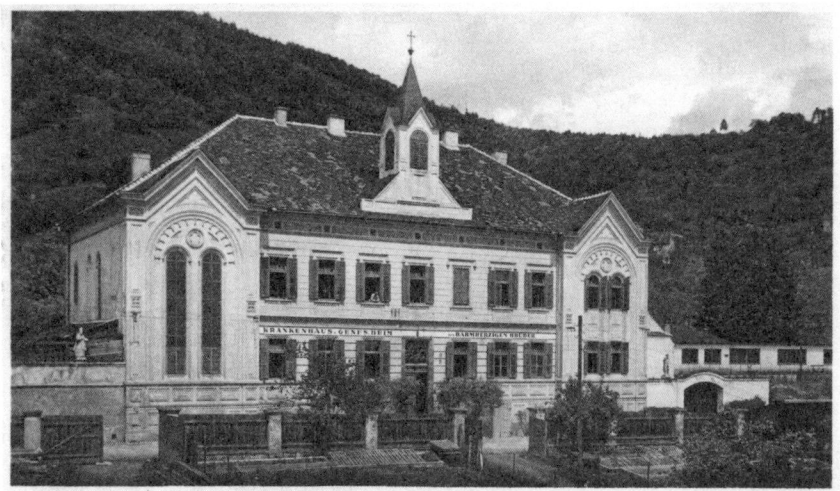

Krankenhaus und Genesungsheim der Barmherzigen Brüder, Eggenberg

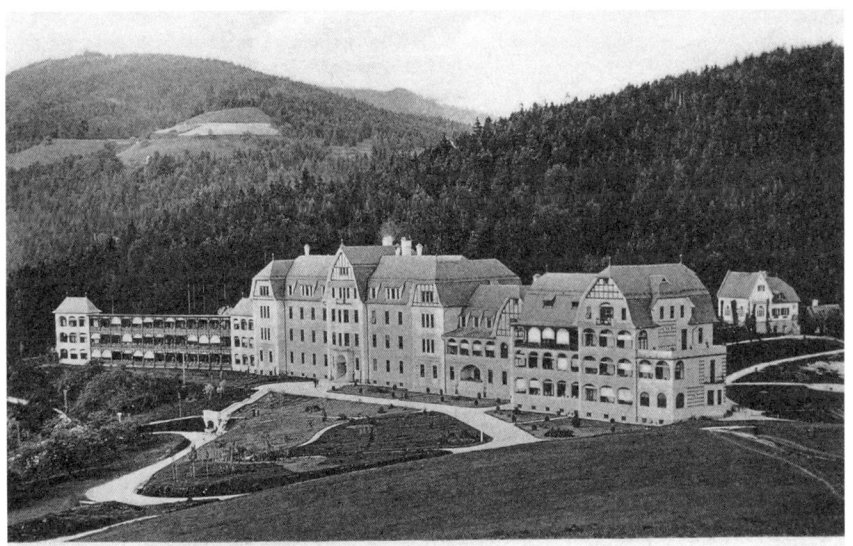

Heilstätte Enzenbach

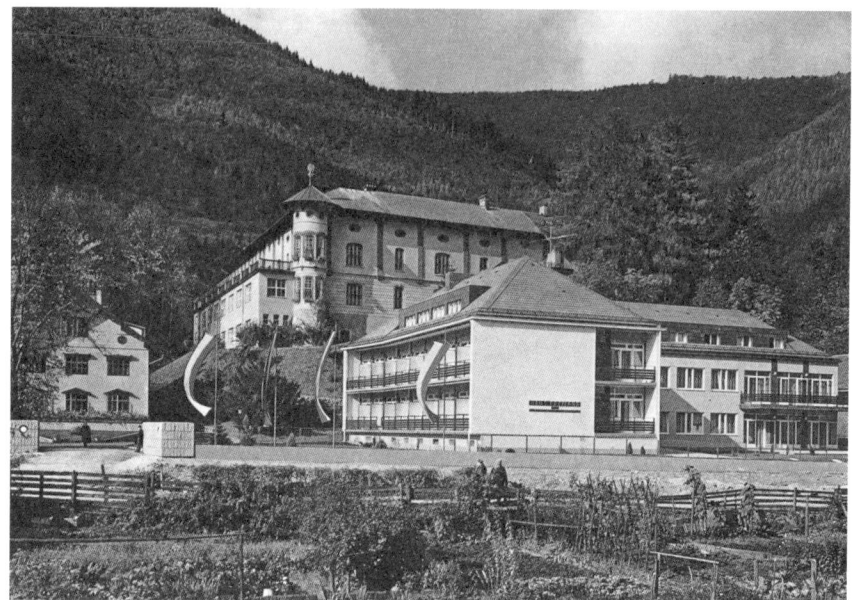

Erholungsheim Freiland

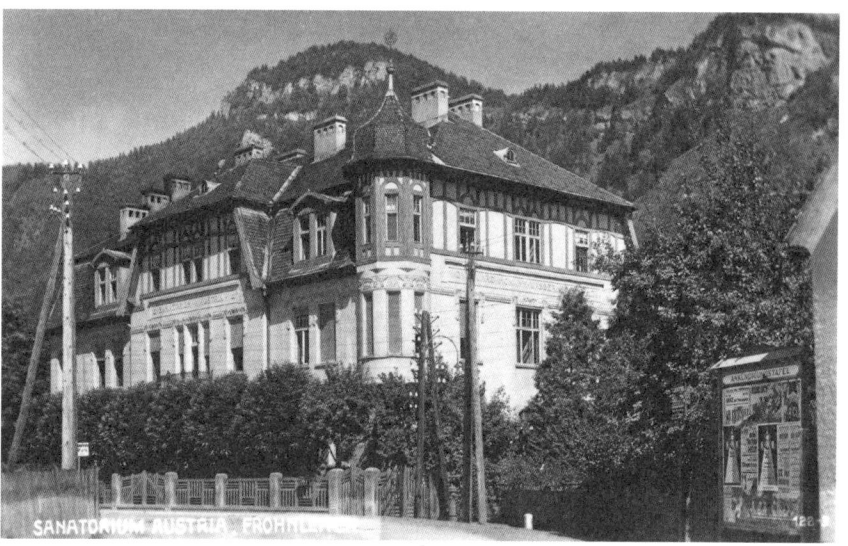

Sanatorium Austria, Frohnleiten

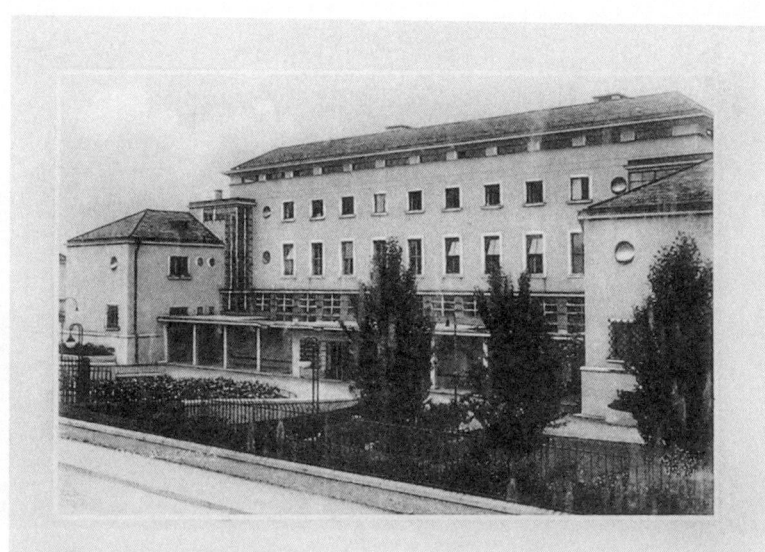

Gallspach ist mein Gesundheitsquell
Nach meiner Kur lauf ich so schnell
Wie Nurmi, Owens und sie alle
Von hier nach Haus: auf jeden Falle!

Institut Zeileis, Gallspach

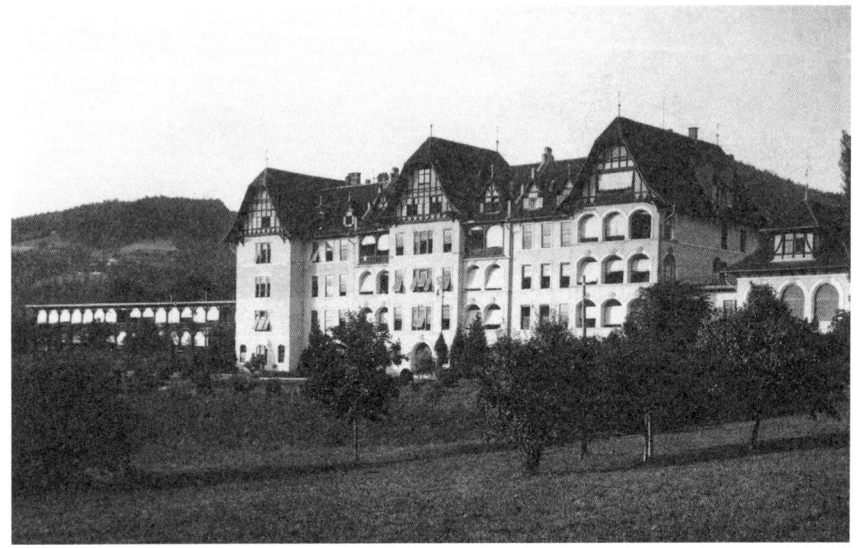

Heilstätte Hörgas, Gratwein

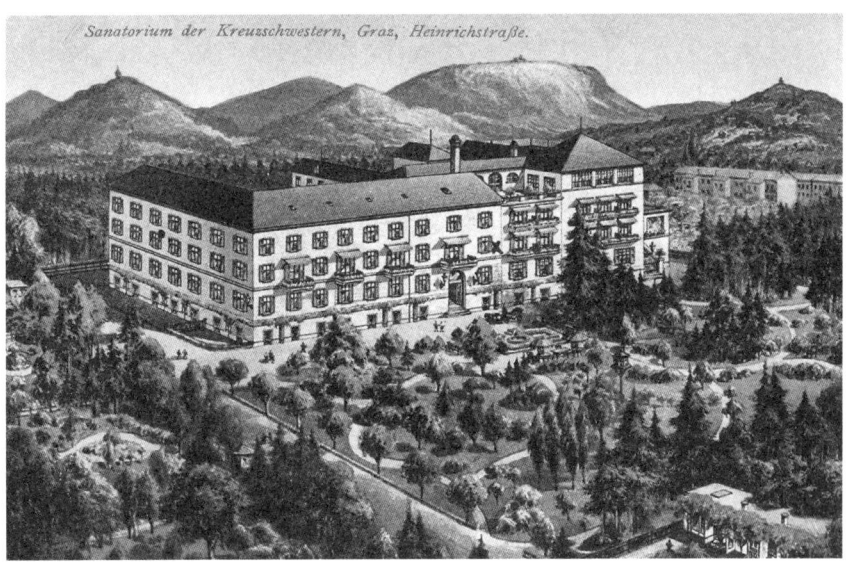

Sanatorium der Kreuzschwestern, Graz

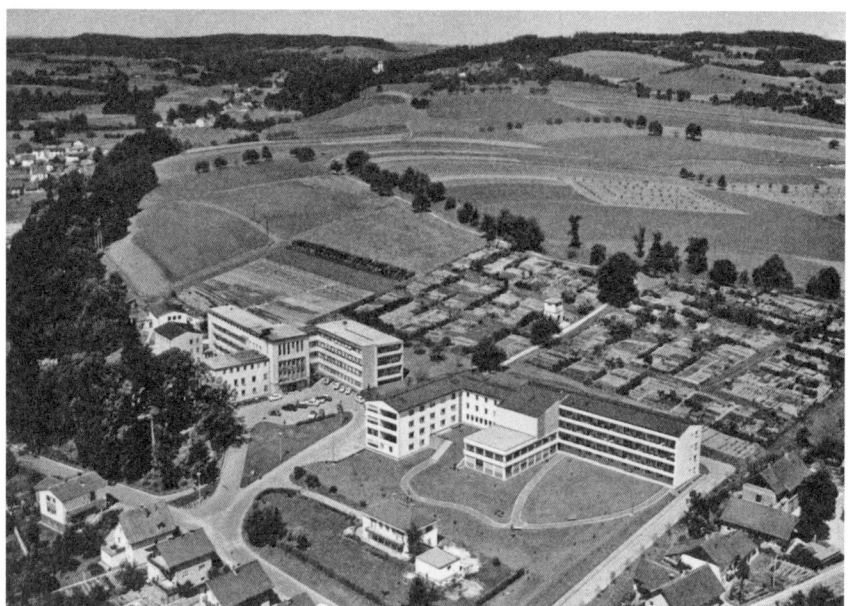

Krankenhaus und Bezirksaltersheim Grieskirchen © Alpine Luftbild, Innsbruck

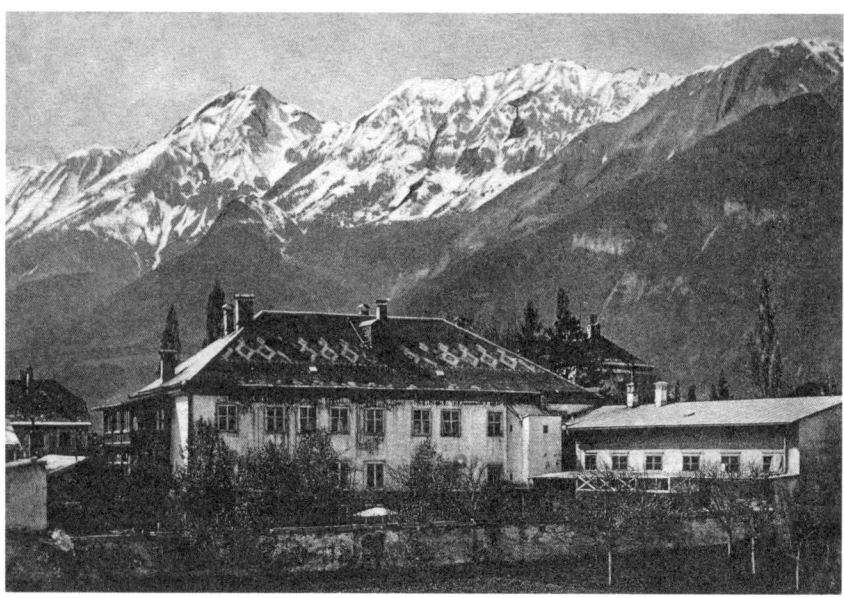

Dr. Schedelbauers Sanatorium, Hall in Tirol

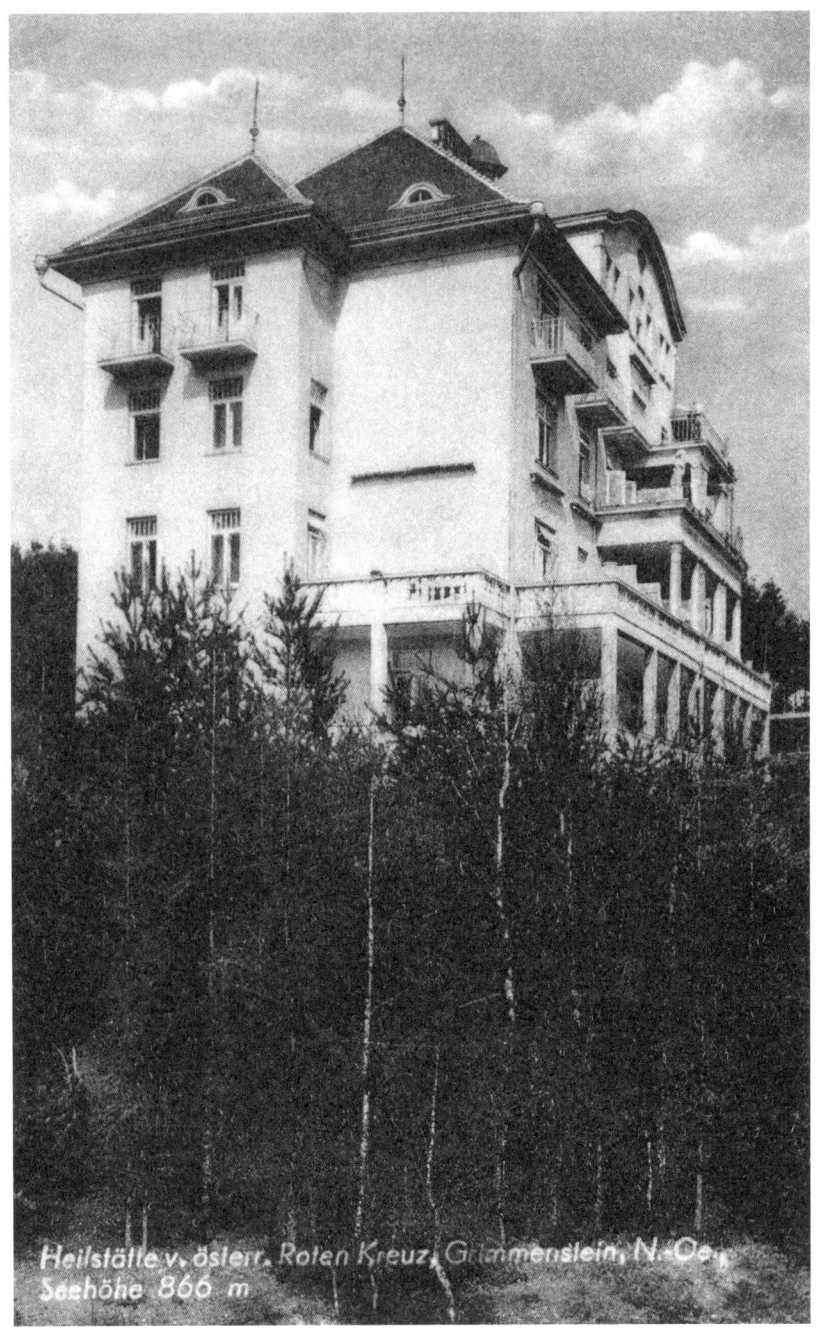

Heilstätte vom österreichischen Roten Kreuz, Grimmenstein

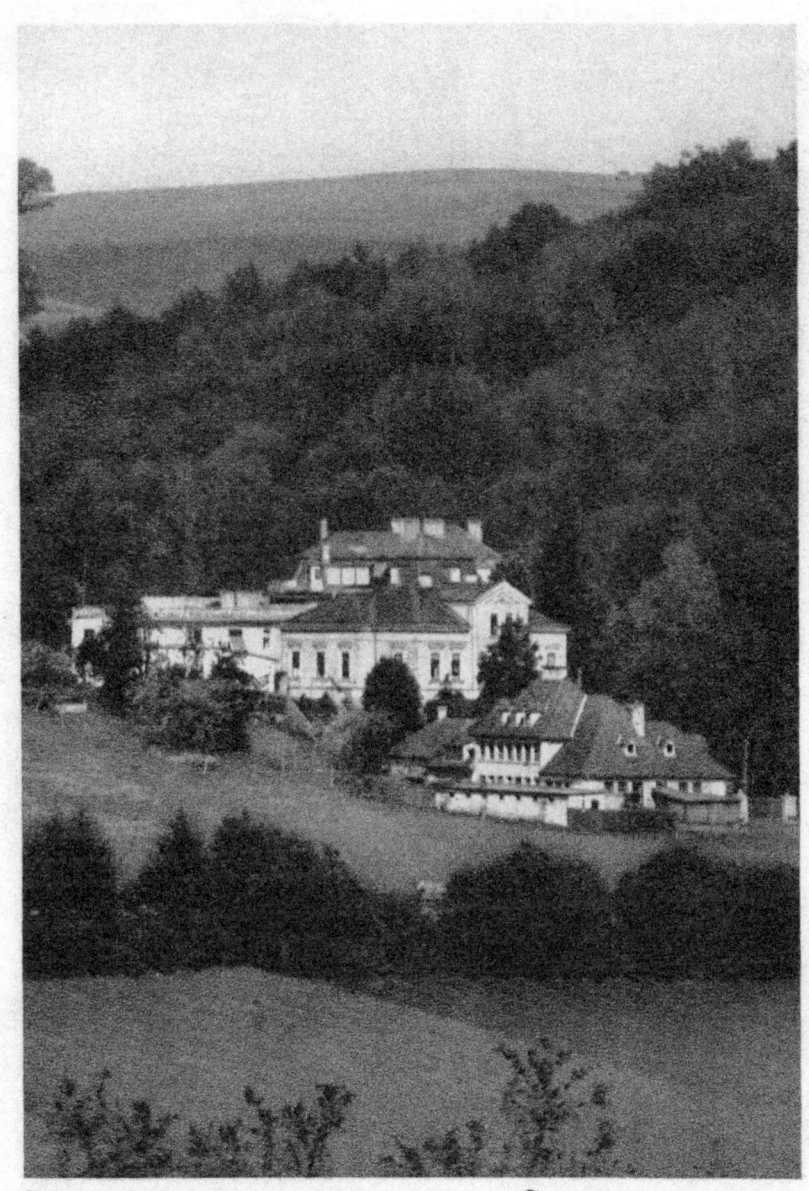

Sanatorium Dr. Lemperg, Hatzendorf

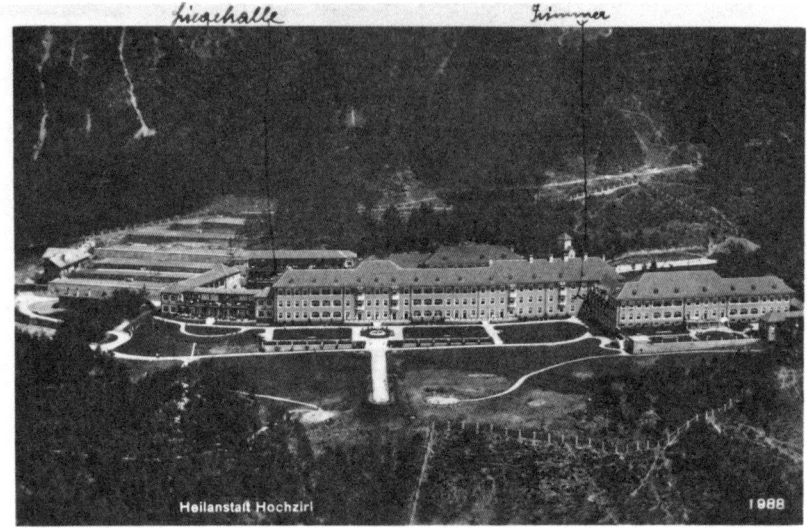

Heilanstalt Hochzirl

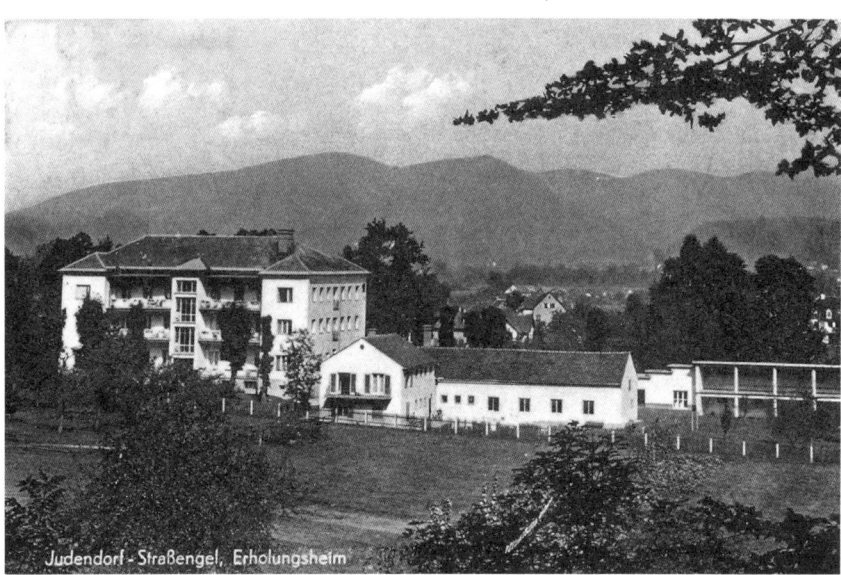

Erholungsheim Judendorf-Strassengel

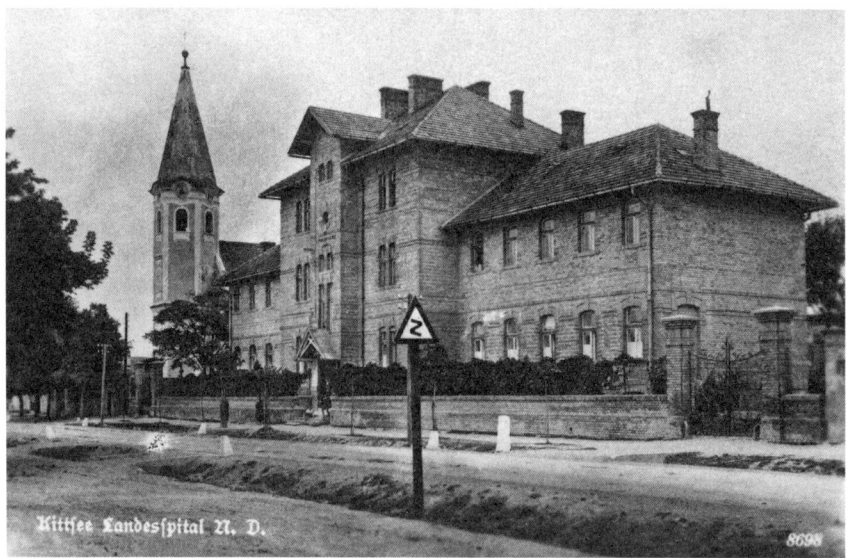

Landesspital Kittsee

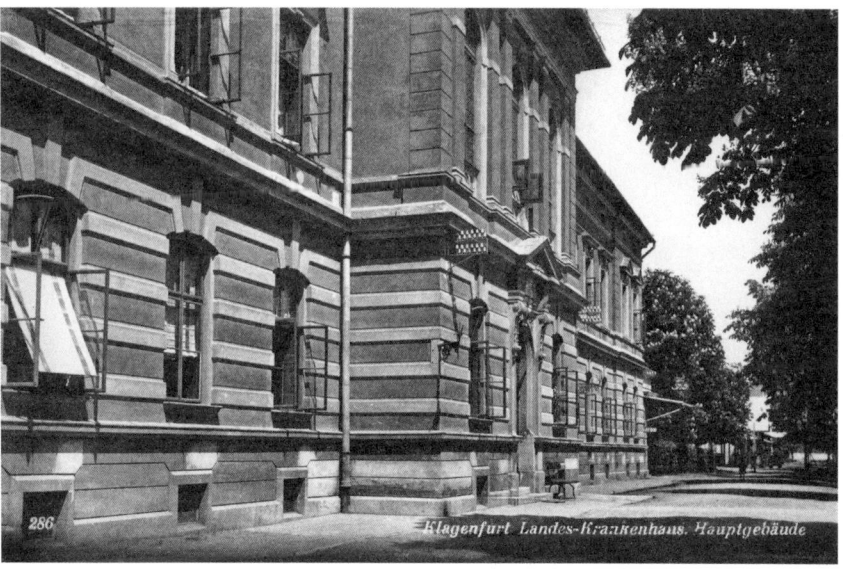

Landeskrankenhaus Klagenfurt

Die Postkarten | 163

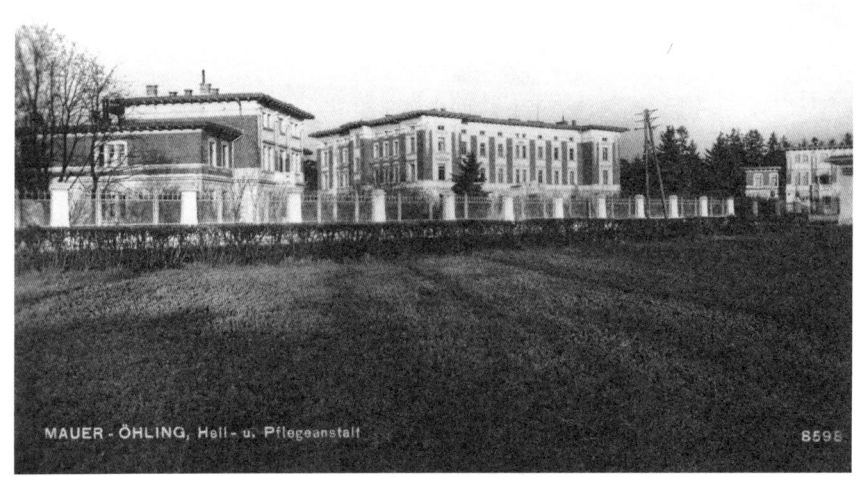

Heil- und Pflegeanstalt Mauer-Öhling

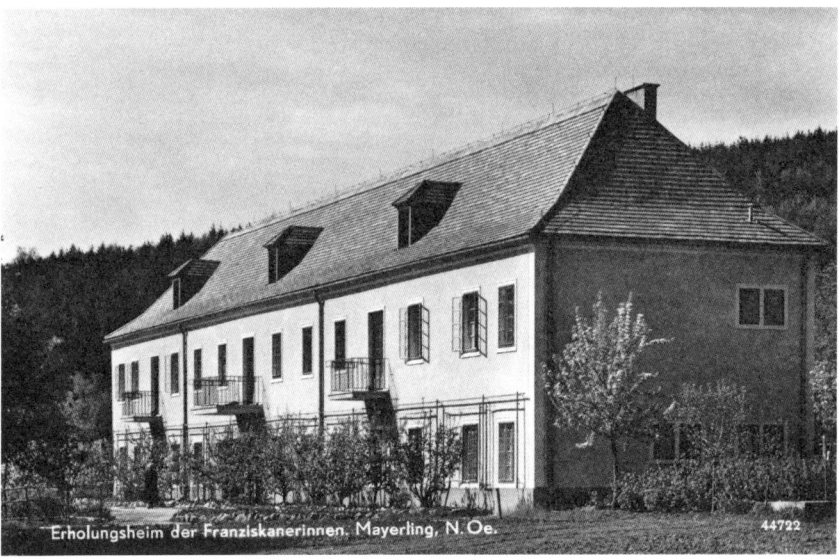

Erholungsheim der Franziskanerinnen Mayerling

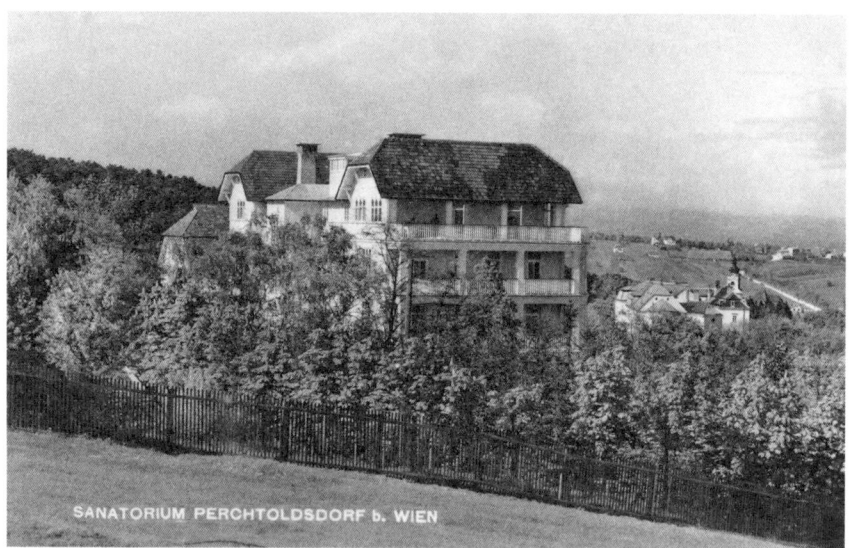

Sanatorium Perchtoldsdorf

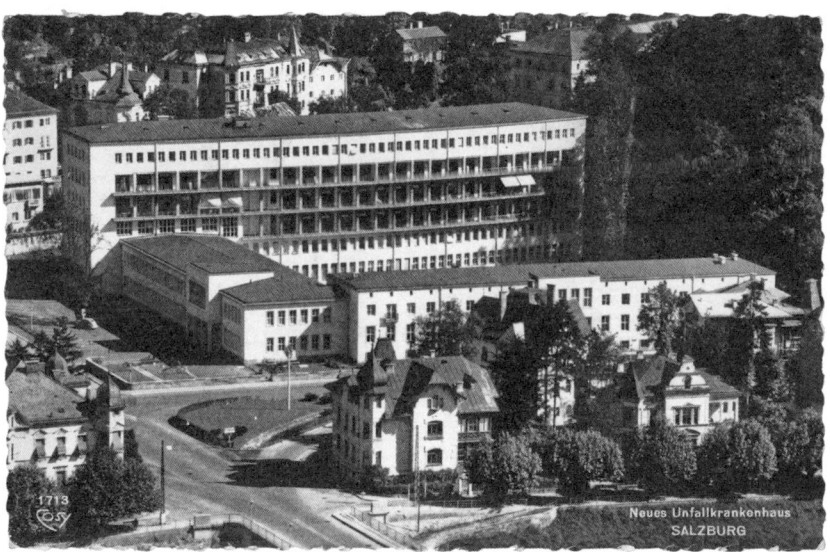

Unfallkrankenhaus Salzburg

Die Postkarten | 165

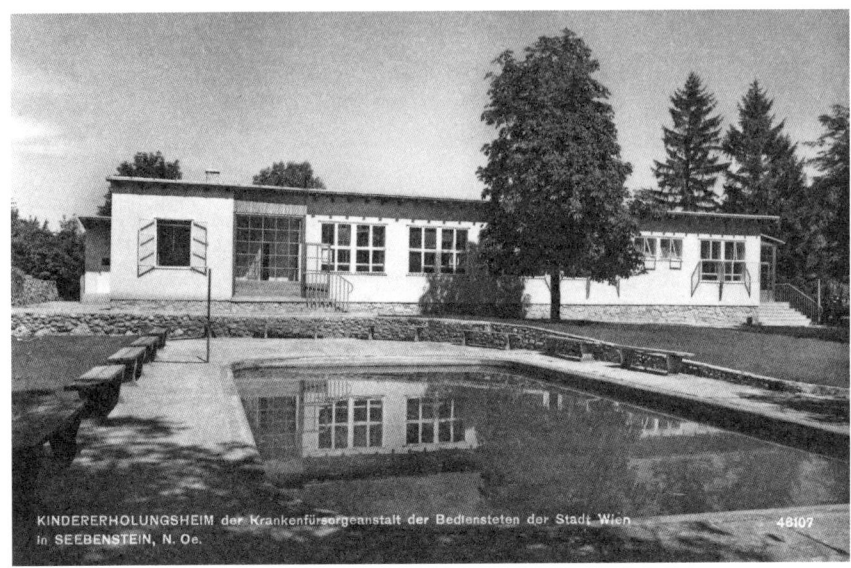

Kindererholungsheim Seebenstein

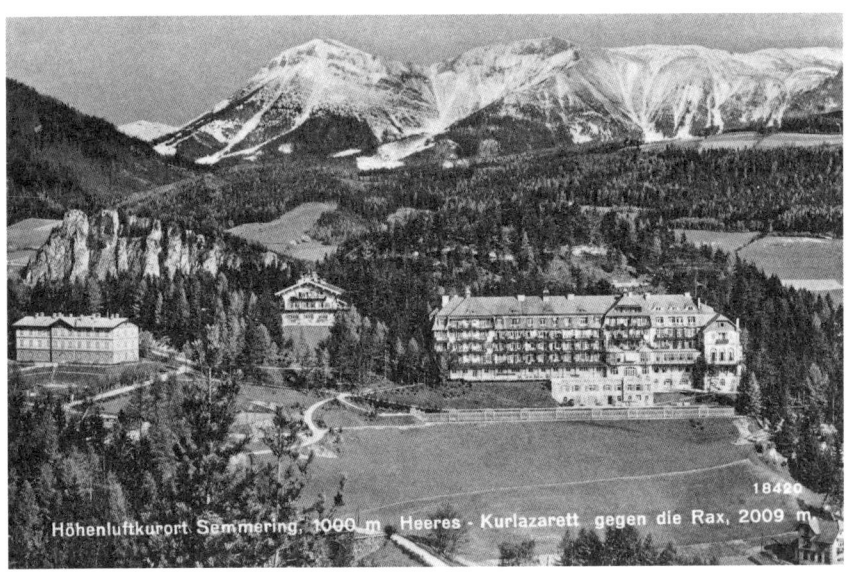

Heeres-Kurlazarett, Semmering

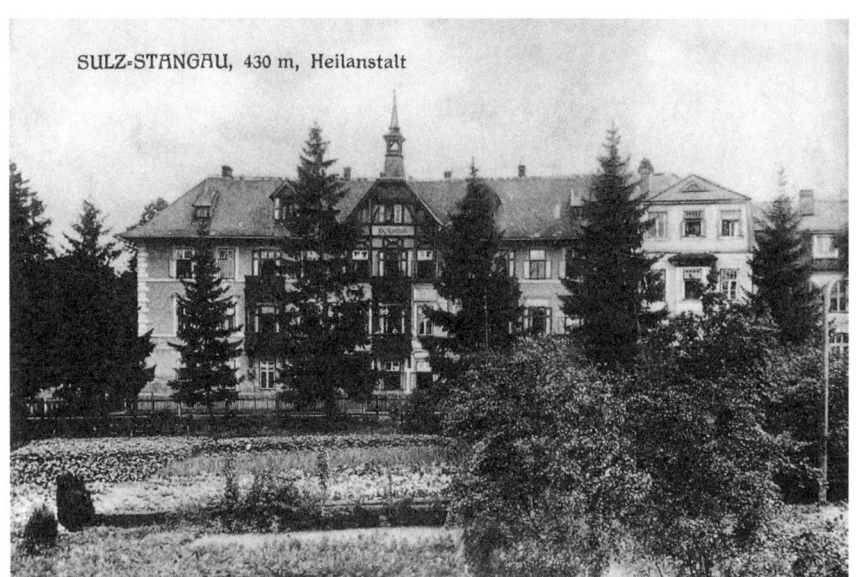

Heilanstalt Sulz-Stangau

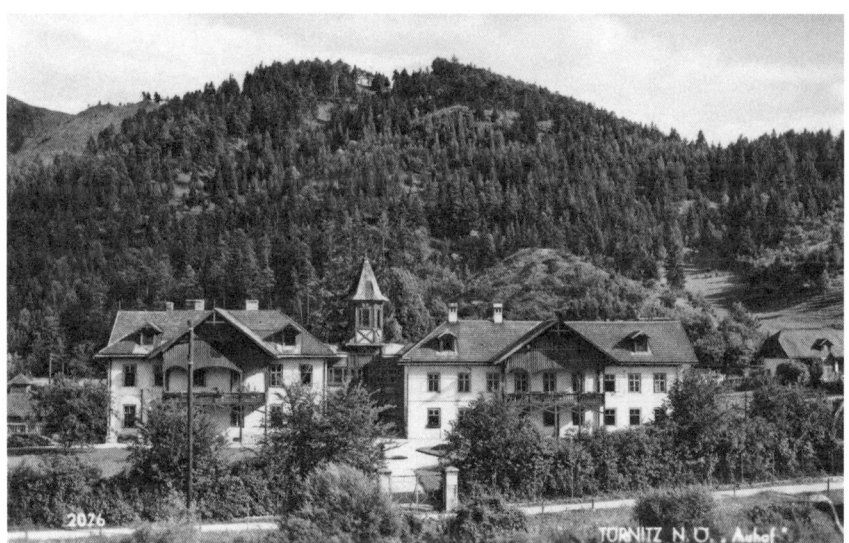

»Auhof« in Türnitz

Die Postkarten | 167

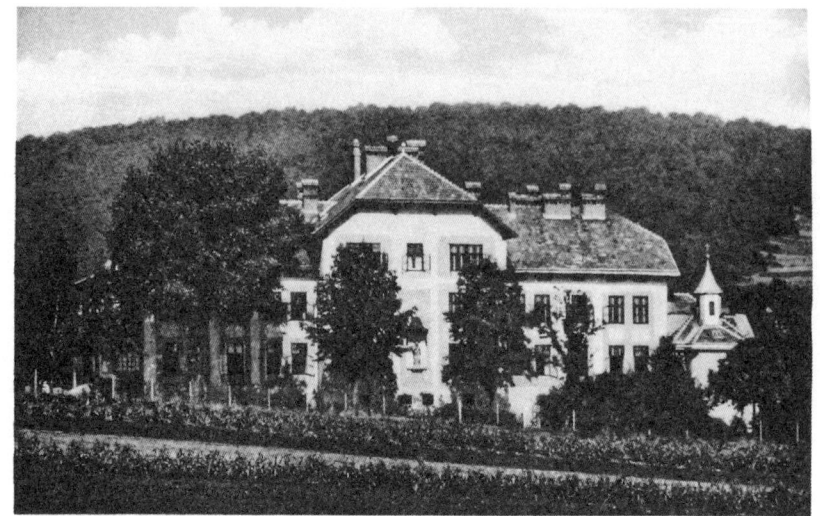

Sommerfrische Unter-Olberndorf P. Schleinbach a. d. Ostb. N.-Ö. Rekonvaleszentenheim

Rekonvaleszentenheim Unter-Olberndorf

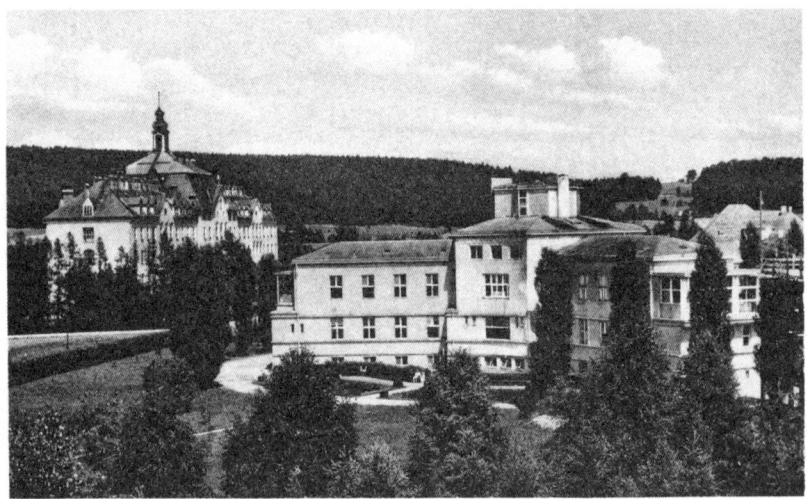

Vöcklabruck, Ob. Donau Krankenhaus-Hatschekstiftung, im Hintergrund Mutterhaus

Krankenhaus Hatschekstiftung, Vöcklabruck

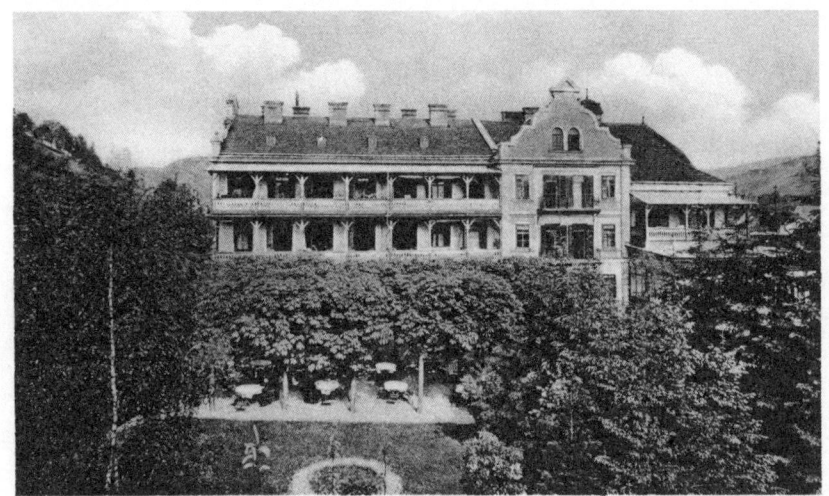

Kuranstalt Dr. Werner, Waidhofen/Ybbs

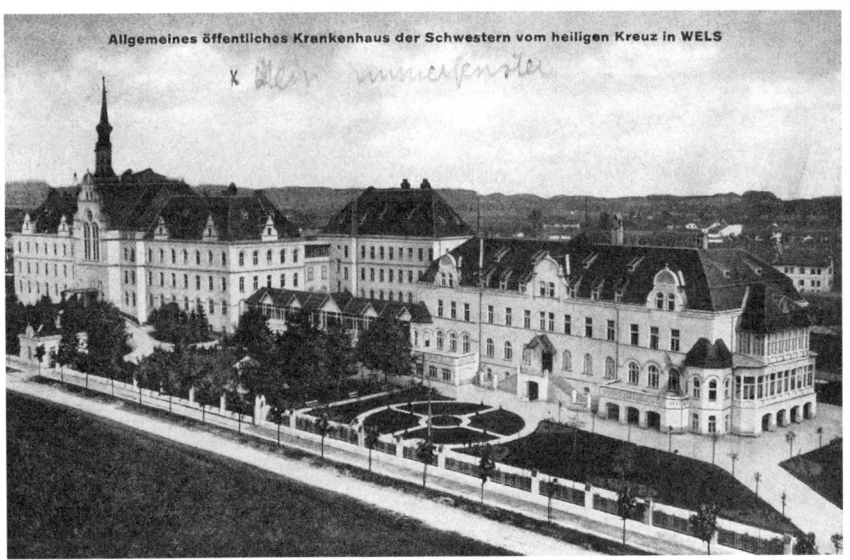

Allgemein öffentliches Krankenhaus der Schwestern vom heiligen Kreuze, Wels

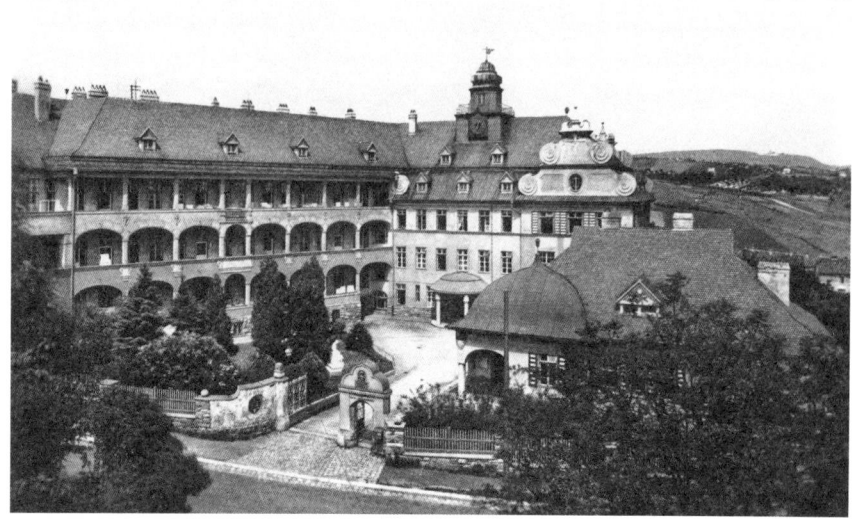

Reichsanstalt für Mütter und Kinderfürsorge, Glanzing

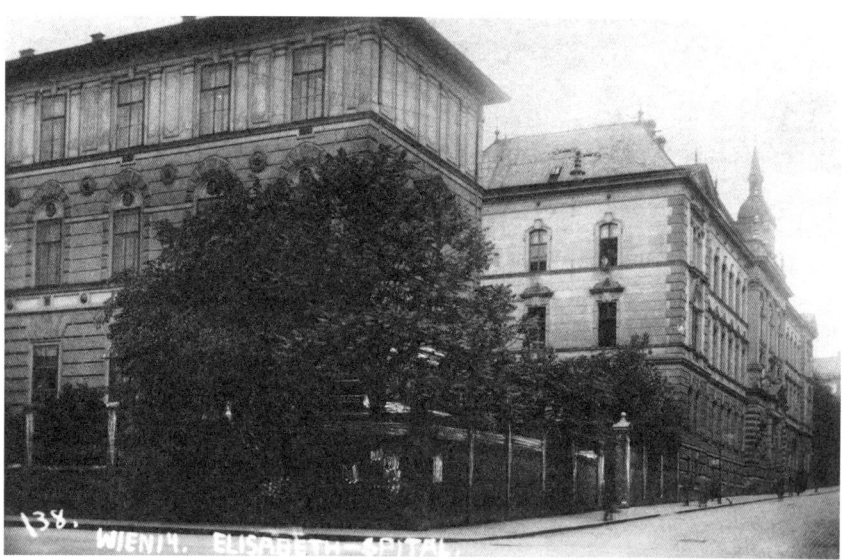

Elisabeth-Spital, Wien

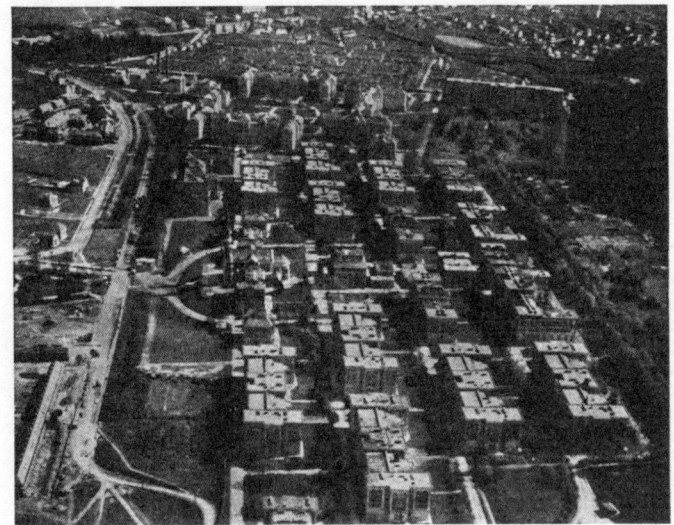

Städtisches Versorgungsheim, Wien

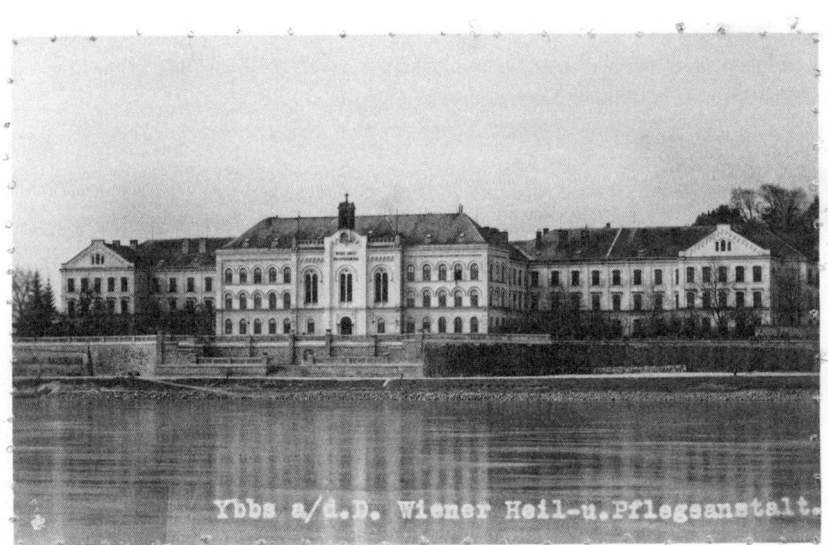

Wiener Heil- und Pflegeanstalt, Ybbs

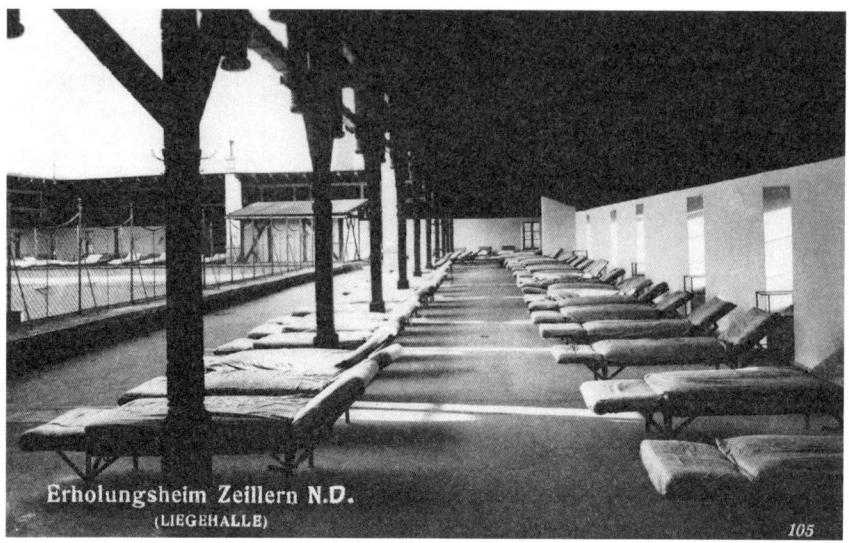

Erholungsheim Zeilern

Bildnachweise

Gedankt sei allen Urhebern bzw. Rechteinhabern – soweit diese ausfindig gemacht werden konnten – für die Zustimmung zum Abdruck.
(Laufnummer; Verlag/Fotograf – wie auf der Karte angegeben; Seite im Buch)

1: Verlag Joh. Saska, Krems: S. 152
2: Verlag Fotograf K. Grünas, Alland: S. 152
6: Photo: Österr. Lichtbildstelle, Wien I., Ballhausplatz Nr. 2: S. 153
8: F. E. Brandt, Gmunden: S. 153
10: Verlag Franz Mörtl, Wien VII., Seidengasse 40: S. 154
12: Johann Haider, Fotograf, Traun O.Ö: S. 154
15: Verlag L. Strohschneider, Graz: S. 155
17: Kunstverlag S. Frank, Graz: S. 155
18: Foto Wagner Lilienfeld: S. 156
19: Alpenlichtbildverlag Franz Aulerthner, Graz: S. 156
20: Verlag: Mückenbrün, Wien II., Reichsbrückengasse 6: S. 157
31: RoKo, Verlag: P. Steiner, Graz: S. 158
34: L. St. G: S. 158
35: Alpine Luftbild, Innsbruck, Freigegeben vom Bm F. Lv: S. 159
36: P. Ledermann, Wien I., Fleischmarkt 20: S. 160
38: C. L. I.: S. 159

44: [nicht lesbar]: S. 161
45: Tiroler Kunstverlag: Chizzali: Innsbruck Sillgasse 21: S. 162
49: Verlag K. Glantschnigg, Graz: S. 162
51: Photoverlag Franz Mörtl, Wien, 19., Cottagegasse 96: S. 163
52: Kuntsverlag Franz Schilchar, Klagenfurt, Kramerg. 9: S. 163
62: [nicht lesbar]: S. 164
63: P. Ledermann, Wien I., Fleischmarkt 20: S. 164
66: L & H: S. 165
70: Cosy Verlag Alfred Gründler, Salzburg, Getreidegasse Nr. 22: S. 165
72: P. Ledermann, Wien I., Fleischmarkt 20: S. 166
73: P. Ledermann, Wien I., Fleischmarkt 22: S. 166
76: Verlag L. Fleischmann, Tabak Trafik, Sulz-Stangau: S. 167
77: Aufnahmen Österreische Heimatbilder Verlag Wien III: S. 167
78: Photo O. Kantner, Wien III., Weissgärberlände 4: S. 168
79: Verlag Rudolf Witzlsteiner, Papier- u. Schreibw., Vöcklabruck, Hinterstadt 12: S. 168
85: P. Ledermann, Wien I., Fleischmarkt 20: S. 169
87: Tyroliadruck, Innsbruck: S. 169
100: Photo Ing. F. Mayer: S. 170
101: [keine Angabe]: S. 170
104: Nach einem Flugbild der Österr. Lichtbildstelle, Wien, I., Illustrationsprobe aus dem 2. Band des Hietzinger Heimatbuches: S. 171
127: 649 I [keine weiteren Angaben]: S. 171
130: 67856 [keine weiteren Angaben]: S. 172